U0110932

作者專訪

決定目標，兩人一起努力較好

●──請問醫生走向醫學之路的關鍵為何？

受到開業醫生父親的影響，自己也想成為醫生，而且希望成為拿手術刀的外科醫生。

大學畢業後進入東大分院婦產科，因為那是一所有許多女性醫生的醫療單位，父親建議我如果前往那裡可能可以學得更好。實際上也獲得在第一線非常活躍的野末悅子醫生，以及丸本百合子醫生等有能力的前輩們指導，讓我覺得非常幸運。

●──父親現在還是醫生，同時也是非常活躍的和平運動家

父親現在住在三梨縣鹽山市，是一九四九年出版的日本戰死學生手記的編輯。為了繼承以學生身分陣亡的哥哥的遺志，戰後募集全國的手記編輯成書。

現在也接受各大學的邀請，經常到處演講。目前還是醫生，一週有幾天在自宅開業。

●——醫生妳好像採用夫妻別姓法

十五年前我就加入日本律師福島瑞穗擔任代表的「夫妻別姓法制化實現會」，以及「選擇姓建議會」這些團體，而我自己也不冠夫姓。

產生這種想法，可能是受到父親極大的影響。父親認為「無論男女，人類是平等的」。我認為自己是一個成熟的人，自己的姓名應該維持原狀……。後來社會上也開始討論冠夫性的問題，我認為自己所做的並沒有錯。

●——為什麼全力傾注於不孕治療方面呢？

從一九八七年到九五年隨著丈夫調職，因此，我也前往甲府共立醫院婦產科工作。當時很驚訝的發現有許多不孕症患者。雖然身為醫生者非常努力，但是還是有六成左右的人無法懷孕。

當時社會上正在討論體外受精的話題，患者們不斷的催促我：「醫生，還不能進行體外受精嗎？」最初對於有這種希望的患者，我會介紹她們前往能夠進行體外受精的機構去。但是由於希望者增加，為了拯救這些人，我自己也學習關於體外受精的知識，並且想要創立這種醫院。

後來我前往日本進行最尖端不孕治療的機構研習，一切從頭開始。希望能夠為一些已經放棄擁有自己孩子希望的人貢獻一分心力。

●——開設八重洲女性診所的最大目的是什麼？

進行不孕治療的男醫生很多，但是女醫生卻很少。關於生理的問題以及不孕的煩惱，我想患者如果對於和自己同性的醫生訴說煩惱，應該比較容易。因此，最大目的就是希望發揮男性醫生做不到的，而女性醫生能夠做到的功效。

許多人想要治療不孕症，但是不知道應該前往哪一家醫院接受治療。或是雖然想更換目前就診的醫院，但是不知道應該前往哪裡就診。

我擁有各種醫療單位的資訊，仔細聆聽患者的敘述之後，可以配合患者的症狀、性格以及希望，為她們介紹醫院。在諮商方面我也希望能夠幫助她們。

●──給煩惱的不孕症患者的建議

想要擁有自己親生孩子的心情，是無法以道理說明的。一位四十三歲的患者對我說：「無法成為母親是我最大的敵人，為了打倒這個敵人我不斷努力。」希望大家能夠以這種精神和不孕搏鬥。

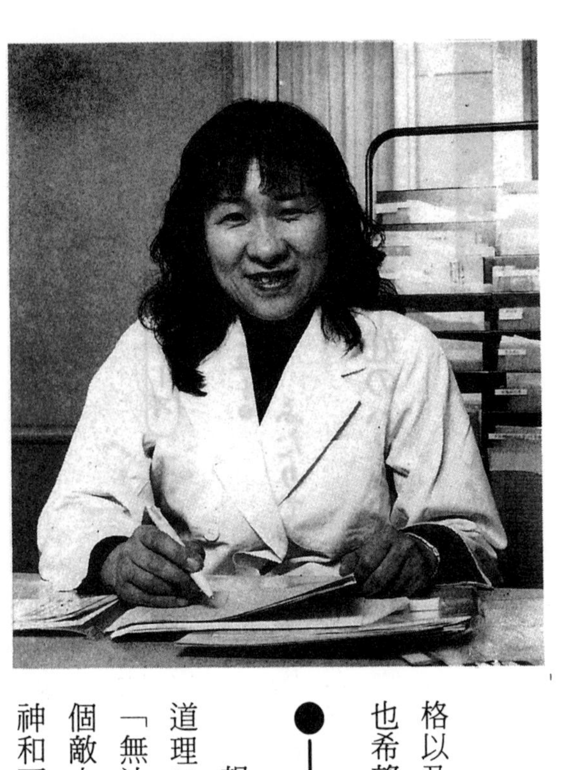

經常和丈夫交談，兩人並肩齊步非常重要。光是妻子非常努力而丈夫不肯幫忙時，無法好好的治療。夫妻一定要經常商量，努力接受治療。如果還是無法懷孕，就可以訂立一個兩人攜手生活下去的目標。像這一類型的夫妻即使沒有孩子，卻能加強夫妻之間的羈絆。

此外，社會一般人對於不孕症的理解還非常低。不孕是非常普遍的疾病，還有許多人為此而感到非常煩惱，希望大家對於不孕有更進一步的認識。

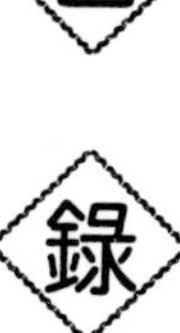

目錄

◆作者專訪◆

決定目標，兩人一起努力較好

第五章 不孕症治療法

第六章 高度醫療（體外受精、GIFT、顯微授精）爲不孕治療的革命

第七章　不孕症者的心靈照顧非常重要

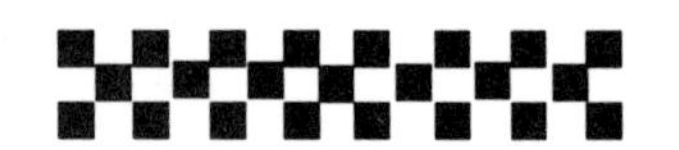

第一章 不孕的高危險群

目前不孕的伴侶增加了

不孕症屬於比較特殊的疾病。也就是說，兩個人都很健康，本人也不覺得身體有什麼痛苦的自覺症狀。但是，為什麼無法擁有孩子呢？這點和其他疾病有很大的不同。

社會大眾對於不孕症這種疾病的認識並不多。但是，不孕症的確是一種疾病。原本應該擁有的孩子，可是自己卻沒有，身為當事者夫妻雙方的痛苦是其他人無法了解的。長年不孕時，不只身體生病，連心理疾病都會因此引發。

二十五～四十五歲生殖年齡的夫妻中，十對夫妻中有一對夫妻罹患不孕症。其他疾病罹患率這麼高時，就會釀成大的社會問題，而不孕症雖有許多患者，卻無法得到社會大眾的了解，實在是不公平的事情。

十對夫妻中有一對不孕症夫妻，這種比率不論以往和現在都相同。但是，根據最近的社會現象以及前往我的診所的患者來看，我認為不孕症夫妻人數將會持續增加。因為現代造成不孕高危險的要因比以前更多了。

這些高危險群稱為「不孕症預備軍」。本身沒有意識到，但是，也許妳就是不孕症預備軍。

結婚之前發現子宮內膜症的M小姐

M小姐是在市區內工作的三十歲單身女郎。因為不正常出血而到我的診所接受診察。

利用超音波觀察，發現一邊的卵巢腫脹達直徑八公分大小。卵巢的各處有血液積存，也就是**巧克力樣囊腫**，是非常嚴重的**子宮內膜症**。

子宮內膜症的症狀，以嚴重經痛以及平常出現類似抽筋般的腹部疼痛代表。

M小姐二年前經痛非常嚴重，前往藥局購買止痛藥服用，最近疼痛劇烈，即使服用止痛藥也無效。

仔細交談後發現她目前有戀人，打算明年結婚。對於這種重症的子宮內膜症，如果是未婚者或是想要孩子的人，我會採用酒精注入法（參考八十九頁），抽除積存在卵巢中的血液等，利用酒精固定。

接下來的一段時間，利用鼻子噴霧藥Suprecur（參考一○二頁）等停止月經，在這段時間內使子宮內膜症縮小的治療。但是，即使怎麼做，卵巢的正常組織幾乎因子宮內膜症完全被破壞時，無法引起排卵的可能性很高，同時輸卵管可能**黏連**。

巧克力樣囊腫

子宮內膜症之一。內膜組織在卵巢內反覆增殖，出現如巧克力般黑黏的血液積存，卵巢腫大，稱爲巧克力樣囊腫。

子宮內膜症

子宮內膜組織飛濺到子宮體部肌層、輸卵管、卵巢、直腸、腹腔內，偶爾甚至飛濺到肚臍或肺，在此增殖的疾病。最近二十歲層的年輕女性間這種疾病也增加了，成爲不孕症的原因之一，備受矚目。

幸好M小姐一邊的卵巢正常，還有懷孕的希望，但是與普人相比，罹患不孕症的可能性較高。

這時，最好的治療法就是趕緊結婚，在子宮內膜尚未再度擴大之前，儘早向懷孕挑戰。

我將這種情形仔細告訴患者本人，同時也請她的未婚夫前來告知詳情，目前正在持續治療中。

◆不孕高危險的要因之一為晚婚化

最近，像M小姐這種因為子宮內膜症原因而導致不孕的問題不斷增加，其背景就在現代的晚婚化。

在我們父母的時代，二十五歲之前就結婚、生產的人非常多。但是現在女性結婚、生下第一個孩子的平均年齡為二十七歲。以M小姐為例，在過去可算是相當晚婚的人。

但現在三十歲左右才結婚，被視為是理所當然的事情。三十歲層才生下頭一胎的人也增加了。因為晚婚化，到生下第一個孩子之前的月經經驗年數增長，這也是造成子宮內膜症增加

黏連

手腳受傷時傷口會癒合（黏連）。同樣的，體內經由手術出現的傷口或是疾病造成的出血等，周圍的組織也會經由黏連的方式想要治癒傷口。因此，原本細小輸卵管黏連會阻塞，子宮內膜與內膜的一部分或全部黏在一起，或是子宮與周邊的臟器引起黏連。

的一大原因。

這個疾病的原因不明，不過有人認為可能是經血經由輸卵管逆流到腹腔內造成的。有人說是因為經期中進行性行為造成的。這也是因為月經中的血液（子宮內膜脫落）逆流而造成的。此外，還有些人認為是使用衛生棉條造成的，不過都沒有確切的證明。

晚婚、懷孕年齡提高，也就是說有月經的期間拖得越長，罹患子宮內膜症的危險性也就提高。像M小姐這種未婚但卻發現子宮內膜症的例子，在我的診所中有增無減。

子宮內膜症以生理痛、腹痛、腰痛、性交時疼痛等為主要的症狀，但是有些人幾乎沒有出現這些症狀而病情不斷進行。在外工作的人，還有機會接受定期檢診或短期的身體檢查，但是大都不包括婦科的檢診在內。如果不是自己主動前往婦科接受檢診，很難發現子宮內膜症。

出現以上症狀的人，一定要前往婦科接受診察。沒有性經驗的人很討厭內診，但是，內診對於子宮內膜症的診斷是不可或缺的。

一定要拿出勇氣前往婦科接受檢查。

在初期就發現子宮內膜症比較容易治療，罹患不孕症的可能性也會降低。所以我建議女性二十五歲之後，即使還不打算結婚，也一定要前往婦科接受一次檢診。

晚婚化不僅會造成子宮內膜症增加。年齡較大時，儲存在卵巢的**原始卵泡**會變老舊。也就是卵子的品質惡化，變成不容易排卵或受精。

此外，即使懷孕，年齡較高者子宮內膜也無法具有足夠厚度使受精卵容易著床，流產率很高。此外，受精卵的染色體異常機率也很高。

許多人想要累積工作經驗之後再結婚，大約想在三十五歲時擁有孩子。但是，卵巢的機能從三十五歲時已經開始衰退。到了三十八歲時，急速下降。近年來女性的壽命雖然延長，但

原始卵泡

卵子的根源，女孩出生時就有五十萬～六十萬個原始卵泡。未發達的卵在迎向青春期到性成熟期時，每個月中會有一到數個卵子成熟而排卵。

是就生殖年齡而言，一生之中只有十多年的時間，一定要牢記這一點。

因為衣原體使得輸卵管黏連的F女士

與子宮內膜症同樣屬於一大不孕原因的，就是**性行為感染症**，我看到許多因此而成為不孕症的女性。其中令我印象深刻的就是F女士。

F女士是在結婚第二年前來接受不孕檢查，當時她二十八歲。檢查的結果，發現輸卵管阻塞。因此進行**腹腔鏡檢查**調查原因。令人感到更驚訝的是，不只輸卵管或子宮，腹部所有內臟全部都黏連。尤其肝臟周圍，膿好像已經變成線似的拉扯在一起，好像小提琴的琴弦似的非常堅硬。原因是一種性行為感染症**衣原體**而導致發炎。

F女士結婚之前曾經和二～三位男性進行性行為，但是並不認為自己曾經感染衣原體。丈夫也接受檢查，從丈夫身上發

性行為感染症

STD（Sexually Transmitted Diseases的簡稱）。包括梅毒、淋病、腹股溝淋巴肉芽腫、軟性下疳等過去四大性病在內。主要是經由性行爲感染的疾病。此外，還有衣原體、性器疱疹、尖頭溼疣、滴蟲性陰道炎、陰道念珠菌症、愛滋病等也包括在內。目前四大性病減少，但其他性行爲感染症不但沒有減少，而且呈現緩慢上升的趨勢。

腹腔鏡檢查

進行子宮輸卵管造影檢查，疑似子宮內膜症或輸卵管內黏連等，或是想要找出原因不明的不孕症原因而進行的檢查。在肚

臍下方切開一～二公分後送入氣體，再插入內視鏡。或在側腹開二個小洞，用鉗子夾起來，觀察腹腔內的子宮、卵巢、輸卵管等狀況。

衣原體

性行爲感染症之一。與引起眼睛結膜炎的沙眼，同樣是由沙眼衣原體這種病原體感染引起的。男性初期感染時會引起非淋菌性尿道炎，女性則出現輕微的子宮頸管炎，幾乎沒有自覺症狀。最近，由於檢查法普及，年輕一代中出乎意料之外有很多感染者。

現衣原體病原體。到底是由誰傳染給誰無法特定出來，但是經由情形判斷，可能是F女士受到丈夫傳染。

通常重症感染衣原體的男性會引起**睪丸炎**等，精子數會減少，或是精子的運動能力降低，不過F女士的丈夫精子很有元氣。

但是，妻子F女士卻屬於非常重症的不孕症。因為衣原體而引起腹膜炎，子宮輸卵管周圍以及肝周圍都黏連，因此在腹腔鏡下先進行剝離手術，而且嘗試好幾次體外受精。但是可能是子宮內膜的狀態不好，雖然嘗試好幾次，但都無法成功著床。努力幾年後，F女士筋疲力竭地說：「醫生，我已經不想要孩子了。」而放棄治療。

◆潛行增加的衣原體製造不孕的原因

過去代表性的性病梅毒、淋病等目前減少許多，但是，與過去不同的性行為感染症，在年輕人之間靜靜的蔓延開來。其中像衣原體就有增加的傾向。衣原體的困擾之處就是不論男女

睪丸炎

分爲急性與慢性兩種。急性睪丸炎隨著血液和淋巴液循環的細菌，或是通過輸精管的細菌造成感染，在精巢（睪丸）引起發炎症狀。精巢的一部分會紅腫、疼痛，伴隨發燒現象。慢性則是昔日梅毒等性病的症狀之一。這些都會造成精巢慢慢腫大、凹凸不平，但不會感覺疼痛。

胎兒感染衣原體

當孕婦感染衣原體，生產時會造成胎兒產道感染，新生兒可能得結膜炎或引起肺炎。爲了預防，懷孕中的檢診必須進行衣原體檢查。一旦感染時必

即使感染之後，幾乎都不會出現症狀。等到出現顯著的症狀時才進行治療。但是，沒有症狀時本人沒有察覺，可能使性伴侶也受感染。

衣原體的病原體會躲在男性的尿道和精巢（睪丸）中，女性則會造成子宮頸管或輸卵管發炎，症狀繼續進行時，頸管黏液的分泌不良，造成輸卵管黏連，成為不孕的原因。尤其女性因此而輸卵管黏連造成不孕的例子非常多。

為了防止**胎兒感染衣原體**，一旦懷孕時就要進行衣原體檢查。但是未婚女性沒有檢查的機會，所以不容易發現。分泌物增加、經常出血等，出現任何異常時，千萬不要等閒視之，一定要前往婦科接受檢查。

不見得與多數對象進行性行為才會造成性行為感染症，不過一般而言，擁有許多性伴侶的人，感染的危險性較高。

由這個意義來看，如果和多數對象輕易進行性行為，則不孕的危險率也提高。

須服用抗生素完全治癒，這點非常重要。

因為減肥而月經停止的K小姐

許多著名的演員因為驟然減肥而非常流行，但是因為減肥而使得月經停止，成為不孕症預備軍的女性卻非常多。所以我認為這是值得憂慮的現象。

想要苗條的願望是現代女性的一般傾向，大部分的人都會嘗試各種減肥法，但是，通常都在中途遇到挫折，或是至多減輕二到三公斤體重而已。如果只是這個程度當然沒有問題。原本就不胖，卻經常出現想要減肥的願望、極端減肥、造成拒食症或不斷消瘦等，這些人就非常可怕了。

因為生理期停止而前往我的診所的K小姐，是在某家汽車公司上班的二十四歲女性，非常禮貌，給人高貴的感覺。當時她身高一百六十一公分、體重四十一公斤。穿著洋裝，看起來非常消瘦。

她的體重原本為五十公斤，非常苗條，但是戀人突然對她說：「妳的腿太粗了。」因此她想「一定要減肥才行」，後來只吃海帶芽，採用極端減肥的飲食。體重當然減輕了，但是減輕為四十二公斤時，原本順暢的月經卻突然停止了。

除了這位K小姐之外，有好幾位因為自行減肥或是前往減肥中心減輕體重，結果月經停止的女性前往我的診所就診。

◆因為減肥而導致的無月經治療困難

一般而言，兩個月以內體重減輕五公斤以上的驟然減肥，會造成月經停止。

大腦中的**丘腦下部**有食慾中樞、感情中樞、體溫中樞，控制我們的食慾、感情以及體溫。但是極端減肥時，食慾中樞會紊亂，甚至對於其下方的**腦下垂體**都會造成影響。腦下垂體會分泌促黃體素（LH）以及卵泡刺激素（FSH）以及催乳激素（PRL），這些都是引起排卵不可或缺的代表性荷爾蒙。當這種機能損壞使得荷爾蒙無法分泌時，就無法引起排卵，月經就會停止。

丘腦下部

在間腦統合神經系與荷爾蒙系功能的總司令部器官。掌管身體的生命維持、體溫、消化、睡眠及性功能等的調節。從這裡對於腦下垂體下達指令，接受指令的腦下垂體會對各內分泌器官下達指令，分泌各種荷爾蒙。

腦下垂體

在丘腦下部下方一公分大的器官。前葉分泌促甲狀腺素、副腎皮質荷爾蒙、促性腺激素（卵泡刺激素、促黃體素）、成長激素、催乳激素。後葉則會分泌抗利尿荷爾蒙、催產素等。

這種狀態稱為腦下垂體機能不全，而其典型就是青春期到二十幾歲的年輕女性，因為減肥而造成的無月經。

幸好K小姐無月經的情形才剛過兩個月，所以內服排卵誘發劑Clomid（參考八十頁）刺激腦下垂體，月經就再度出現。同時正確攝取飲食，使得原本縮小的胃逐漸恢復原先的大小。結果K小姐目前體重恢復為四十七公斤，目前正在持續努力中。

像K小姐這種因為減肥而造成的無月經，二～三個月內進行治療，月經一定會再開始。但是，有些人認為「沒有生理期反而不麻煩」，而放任無月經情形持續一年以上。如此一來不僅丘腦下部，對於腦下垂體和卵巢都會造成影響。

腦的中樞出現重度紊亂的無月經一旦想治療時就困難了。不僅如此，長期保持無月經狀態，卵巢和子宮會萎縮、退化，必須花很長的時間才能恢復原狀，有時甚至無法恢復原狀。

幾年前一位一直放任無月經不管，到了三十五歲結婚之後仍然無法痊癒，想要治療而前來診察的患者，即使為她注射排卵誘發劑，可是腦下垂體和卵巢已經沒有反應，結果月經無法再度開始。

稍微減肥不會造成問題，但是，過度減肥最後可能會造成不孕症這種後悔莫及的事態，因此一定要謹慎。

因為排卵障礙而月經不順的I小姐

通常對於第一次前往我的診所的患者，首先我會問她基礎體溫的問題。因為如果為不孕治療而前往我的診所的人，大都曾經在其他機構接受過治療，因此，大部分的人都會測量基礎體溫。可是如果因為月經不順、經痛或不正常出血等不孕症以外的原因前來接受治療的患者，不論是年輕女性或主婦，令人驚訝的是，她們大都沒有好好測量基礎體溫。

半年後想要結婚，想治療月經不順的二十六歲I小姐也是如此。服務於百貨公司的小姐，就讀高中時期就生理不順。有了戀人後為了知道安全日，同時為了避孕的目的，有一陣子測量基礎體溫，但是，每天早上都必須含著體溫計讓她覺得很麻煩，大約近二～三年以來都沒有測量。

於是我首先交給她基礎體溫表，叫她測量基礎體溫一到二個月。結果，她的基礎體溫表並沒有**低溫相**與**高溫相**的差別，只有好像坡度較小的山坡一樣，因此，我知道她出現排卵障礙的問題。

◆利用基礎體溫可以檢查不孕的危險性

基礎體溫對於了解女性荷爾蒙的分泌狀態和排卵的有無等是不可或缺的重點，所以排卵障礙或黃體機能不全等不孕的要因，也可以藉此掌握。

女性的正常月經週期為二十六到三十五日。看基礎體溫表就可以知道月經週期呈現低溫相與高溫相二相性。

例如，月經週期二十八日型的人，低溫相大約十四日，高溫相大約十二到十四日。如果是三十五日型的人，低溫相則會

低溫相

月經開始後到排卵前，因爲卵泡素分泌而基礎體溫降低的時期，稱爲卵泡期。月經週期二十八日型的人，低溫相大約有十四日。

高溫相

從排卵到月經開始之前，黃體素分泌時基礎體溫較高的時期，稱爲黃體期。月經週期爲二十八日型的人，高溫相爲十二～十四日。時間延長時懷孕的可能性較强。

基礎體溫表

排卵週期的基礎體溫（表現低溫期、高溫期的二相性）

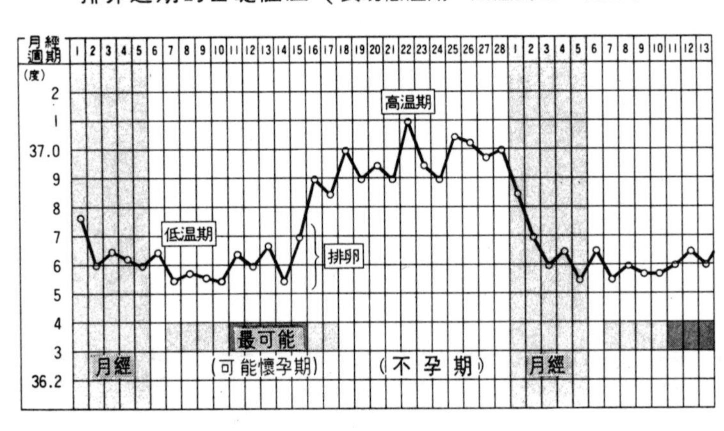

增加七日，為二十一左右，高溫相仍然是十二到十四日。

定期反覆這個週期則表示荷爾蒙分泌正常，在這個階段有些人很明顯基礎體溫異常。

首先是月經週期為二十四日以下比較短的人，還有無法形成二相性，一直保持低溫狀態的一相性的人。或是低溫相長達二十一日以上的人、高溫相較短為十日以下的人，還有像I小姐一樣低溫相與高溫相沒什麼差距，好像平緩的山丘一樣的人。

這時就必須懷疑可能是排卵障礙，也就是可能並沒有排卵，應該立刻接受診治。

由低溫相移到高溫相時，由於體溫只會下降一點點，所以實際上在基礎體溫上畫出這種型的人，十人中只有一人而已。即使正常排卵的人，有時也不會下降。所以通常不必太在意這一點。

觀察基礎體溫表，大致可以找出不孕的原因。所以，女性在二十歲之後就必須養成測量基礎體溫的習慣，平常正確把握自己身體的狀態，這點非常重要。

結婚兩年只有一次性行為的W女士

在不孕症預備軍中最近使我注意到的一點是，**無性生活**伴侶。大眾傳播媒體也經常報導。事實上在我接觸的患者中，發現正如傳媒所說的無性生活伴侶的確增加了。

W女士以特約職員的方式服務於房屋建設公司，是一位三十歲的室內設計師。一位沒有小孩的**頂客族**。先生是大學同班同學，兩人年紀相同，目前擔任週刊記者。W女士來到診所的原因是因為生理不順。

目前已結婚兩年，年齡為三十歲。當我問她：「想不想要孩子？」她回答：「雖然想要，但是……」她吞吞吐吐的回

無性生活

同居的夫妻雖然沒有身體疾病或特別情況，但持續一個月以上沒有進行性交，稱爲無性生活。

頂客族（DINKS）

double incomo with no kids 的簡稱。是指已婚但卻沒有孩子，雙方都擁有工作的夫妻。

答。經過進一步詢問之後，發現結婚兩年內只和先生進行過一次性行為。這樣當然不可能懷孕。

想了解是不是因為兩人的關係不好，或是因為某種關鍵使她拒絕丈夫的要求。但是，根據她的說法和先生相處融洽，假日時兩人還一起去看電影、駕車出遊，對於現在的生活感到非常滿意。

戀人時代雖然進行性行為，但是，結婚之後卻對性行為感到很厭煩。先生每天中午前往公司，大約到凌晨才回來，由於兩人的工作時間差距，無法進行性生活。而W女士本人也不會感到特別不滿意。

想懷孕首先一定要進行性行為，否則根本不可能擁有孩子。利用超音波檢查預測排卵日，對她說：「妳在這一天一定要進行性行為。」

但是，她卻猶豫不決的說：「醫生，我有點難為情，無法對丈夫開口。」這種問題只能讓她自行努力了。像W女士這種長期過著無性生活的伴侶並不少。

◆無性生活中有些是心因性陽痿

無性生活有兩種型態，一種是像W女士夫妻這樣「現在懶得做愛」；另外一種則是「即使想做也無法做」，也就是因為陽痿（無法性交）。

前者無性生活伴侶已經增加了，而後者陽痿的男性也增加了。大都是因為工作或人際關係壓力而導致的心因性陽痿。此外，有些人雖然結婚，但是，從來沒有過性交的「新婚陽痿」也增加了。

這些人不會和任何人商量，夫妻持續過著好幾年煩惱的無性生活。有些人甚至已經放棄擁有孩子的念頭。男性陽痿一般而言屬於泌尿科的範圍，不過還需要精神科專門醫生的幫助才行。進行多方面治療的機構目前還不足，有一些大學醫院中設置了**陽痿門診**，一併進行不孕治療，所以千萬不要放棄，一定要接受專門醫生的診斷。

陽痿門診

日本東邦大學醫學部附屬大森醫院就有這種門診中心。這是專門進行男性陽痿不孕治療的少數設施之一。全都採預約制，每週二、三、四下午二點三十分～四點爲止，可以打電話預約。不過由於目前有多數人預約，大約要等五個月。緊急情況時可建議患者到附近泌尿科就診。

月經困難症

經痛非常嚴重，有時必須服用鎮痛劑或是躺下休息。可能因爲子宮內膜症或子宮肌瘤等器質性原因造成，也可能是機能性原因造成。以卵巢功能不成熟的十歲層年輕女性較常見。

即使正常排卵的人，懷孕的機會一個月只有一次，一年只有十二次。如果因為某種原因而接受不孕治療的人，機會就更少了。絕對不要放棄這個寶貴的機會，否則就太可惜了。

不孕症的定義與受診的時機

不孕症以婦產科學而言，是指雖然有定期的夫妻生活，但是二年以上未懷孕的情形。不過最近一年內如果沒有懷孕的徵兆就將其視為不孕的醫生很多。我也大致以一年為標準。

但是，這是指沒有特別的症狀，測量基礎體溫呈現高溫相與低溫相的人。

先前敘述過，也許本人沒有察覺，但是身為專門醫生的我們，會看到很多「不孕症預備軍」的年輕女性。包括基礎體溫異常的人、月經不順、無月經的人，或者是月經較多或是極端少的人，以及**月經困難症**的人，都算是異常。不要等到一年，應該儘早接受診治。

此外，過去曾經因為闌尾炎而引起腹膜炎的人，或是曾經進行切開腹部手術的人，會造成卵巢和輸卵管黏連，當然也是不孕症的高危險群。

總之，如果覺得符合上列任何一個項目，即使現在沒有立刻想要孩子，也一定要接受婦科診察，掌握自己的身體是否屬於能夠懷孕的狀態。

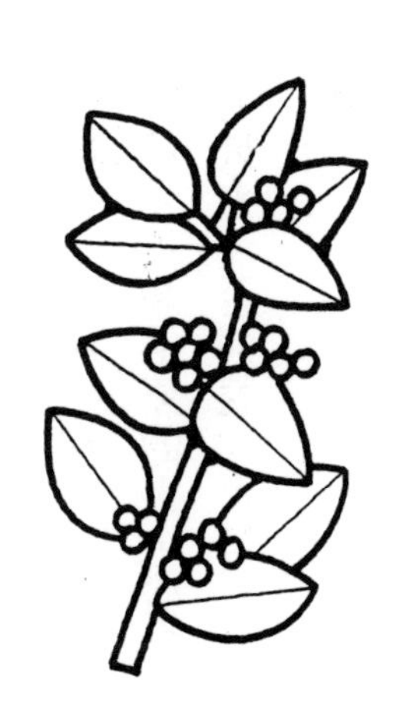

第二章

懷孕成立的構造

女性性週期與排卵的構造

正確了解不孕症，首先，應該牢記女性的性週期與懷孕的構造。

性週期是藉著荷爾蒙的絕妙相互作用而控制的。

女性一旦到了性成熟期時，大腦的丘腦下部會分泌促性腺激素釋出激素，這時會立刻刺激下方的腦下垂體。受到刺激的腦下垂體會分泌卵泡刺激素（ＦＳＨ）。藉此使得卵巢中原始卵泡中的一個或數個卵泡變大開始成熟。

卵泡素（雌激素）

由卵泡分泌的女性荷爾蒙，與第二次性徵的發現有密切關係。在青春期會促進乳房發育，造成腋毛及陰毛出現。與月經週期也有密切關係。此外，懷孕中卵泡素會分泌為平常的數十倍，持續懷孕、使子宮增大。接近停經期時，卵巢功能不良、卵泡素分泌減少，同時出現各種不定愁訴，也就是更年期障礙。來自卵巢的卵泡素分泌停止時就迎向停經。

開始成熟的卵泡會分泌**卵泡素（雌激素）**，藉著這個作用使子宮內膜不斷增厚，準備受精卵著床。引起排卵時，厚度達五～十公釐。卵泡素還具增加頸管黏液的作用，所以排卵前透明、具有黏性的頸管黏液會增加，這是為了讓精子容易通過，幫助懷孕的作用。

女性器

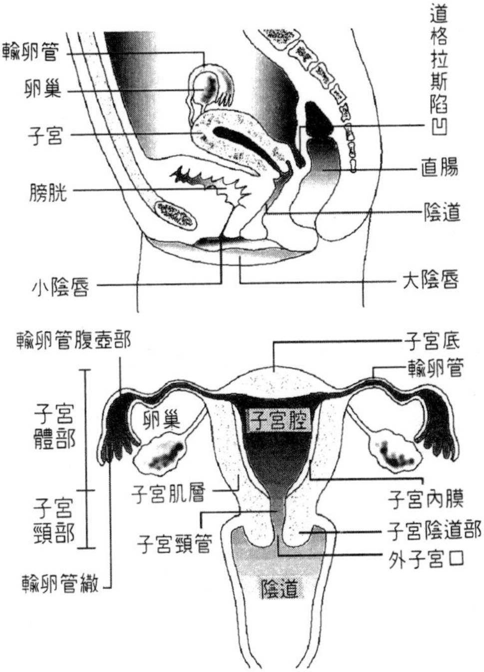

血液中的卵泡素增加的資訊，會回饋到丘腦下部與腦下垂體。

這時，腦下垂體就會分泌大量的促黃體素（LH），大約過了一天之後，卵泡刺激素也開始分泌，刺激卵泡，卵泡開始成熟，到了第十天時，促黃體素達到顛峰，大約三十到四十小時之後引起排卵。

進行性交時機指導時，利用試藥調查尿液預測排卵日，就是檢查尿液中的促黃體素的量。

開始成熟前利用超音波觀察直徑為二到三公釐的原始卵泡，快要排卵前成為成熟卵泡時，直徑變成二公分大小。卵泡中有直徑約〇·〇五～〇·一公釐的卵。而卵從卵泡中飛出時就是排卵。

過去認為排卵是左右的卵巢每個月交互出現，但事實上能夠左右交互排卵的女性只有百分之八十，剩下百分之二十的女性則每次都是由同一側的卵巢排卵。

此外，即使摘除一側的卵巢，也不見得隔一個月才排卵，剩下的單邊卵巢可以每個月排卵。這是因為超音波檢查和腹腔鏡檢查發達後才得知的事實。

受精、著床的構造

卵子飛出後的卵泡，從白色變成黃色，稱為黃體。黃體會

荷爾蒙與子宮內膜的週期

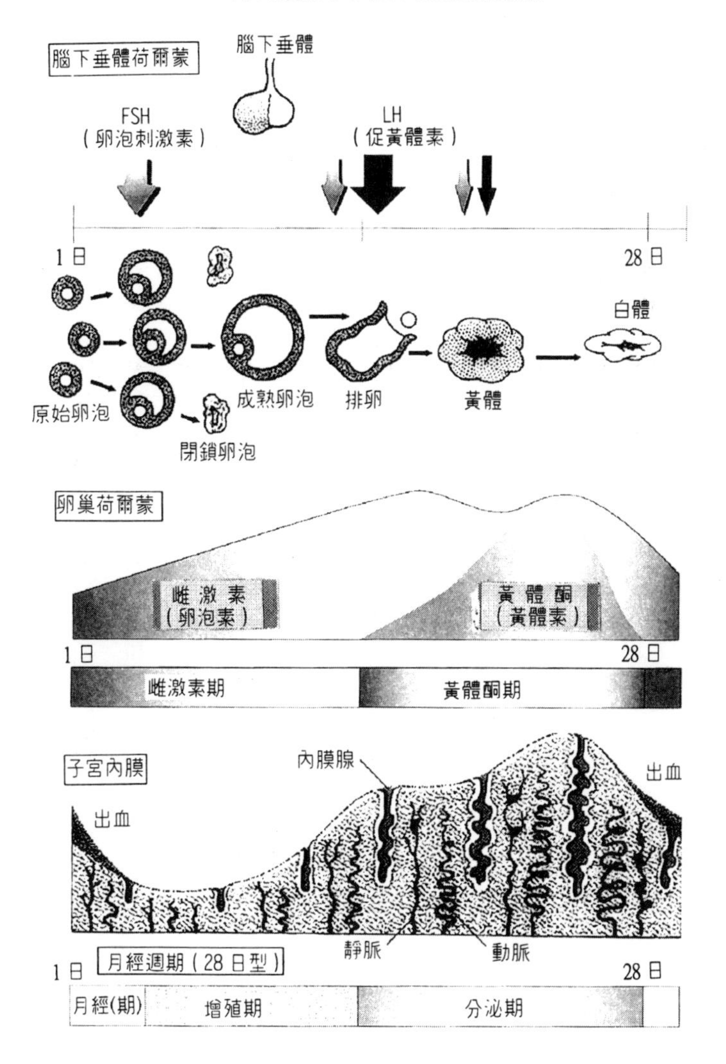

岡島弘幸著『子宮癌、卵巢癌』（主婦之友社刊）

分泌大量的**黃體素（黃體酮）**以及卵泡素。黃體素對中樞發揮作用，具有提高體溫的功能，因此基礎體溫上升，進入高溫期。這個荷爾蒙也會調整子宮內膜，使其容易讓受精卵著床。

黃體素無法順暢分泌時，基礎體溫的高溫相上升不良，體溫只是緩慢上升，因此，無法持續好的高溫相。

一旦引起排卵時，在輸卵管前端如海葵般形狀的輸卵管繖產生運動，將卵子吸入輸卵管內。進入輸卵管內的卵子在輸卵管腹壺部把握時機與精子相遇，就能受精。

受精卵反覆分裂，大約花四天到達子宮。如果順利在子宮膜著床則懷孕成立。

但是，如果卵子沒有遇到精子，無法受精時，黃體就會退化，同時黃體素和卵泡素的量也會開始減少。

增厚的子宮內膜就會剝落而月經開始，同時基礎體溫下降，進入低溫期。

月經開始，卵泡素與黃體素的量減少時，這個訊息會回饋

黃體素（黃體酮）

排卵結束後的卵泡，好像煮過的蛋黃一般變化為黃體，十四天的壽命期間內會分泌黃體素與卵泡素。黃體素會在增殖的子宮內膜蓄積分泌物，形成受精卵容易著床的狀態。懷孕時黃體壽命會延長，持續分泌黃體素，幫助懷孕持續。此外，黃體素具有使體溫上升的作用，因此使得排卵後的基礎體溫上升。

到丘腦下部，丘腦下部再次開始促性腺激素釋出激素的分泌。女性的月經週期就是以這種方式反覆發生。

懷孕這種看起來理所當然的現象，卻是由非常複雜、精緻的構造構成的。

基礎體溫表的看法

記錄基礎體溫表的人，看三十五頁的圖表就可以了解什麼時候排出何種荷爾蒙，這時卵和子宮內膜的狀態如何。生殖期的女性身體具有卵子能夠成長的卵泡期（雌激素期），引起排卵，接著還有等待受精、著床的黃體期（黃體酮期）到來，如果沒有受精，月經就會開始，這種生理狀態反覆循環，每個月都會出現。

大家記錄基礎體溫表的最大目的，就是要知道排卵的有無以及排卵日。從低溫相移到高溫相時，體溫只下降一點點，這時就是排卵日。

實際上，下降時能夠引起排卵的十人中只有二到三人。因為超音波診斷法發達之後，因此了解大多數的人是在體溫開始上升時才排卵。

此外，雖然基礎體溫上升，但有時不見得有排卵。如果是黃體化未破裂卵泡（參考五十一頁），則看基礎體溫表，體溫上升，黃體素分泌了，但事實上並沒有引起排卵。很多人認為基礎體溫上升就一定會排卵，但是也有未排卵的例子。所以，光靠基礎體溫表無法百分之百診斷排卵的有無。

為了正確了解排卵，最好到醫院進行超音波檢查以確認。排卵之後出現高溫相，利用超音波確認是否排卵，一週後再測定荷爾蒙值，調查黃體是否發揮機能，就可以了解是否為黃體化未破裂卵泡。

男性性器官與射精的構造

與懷孕有關的男性作用，就是製造很有活力的精子，將其

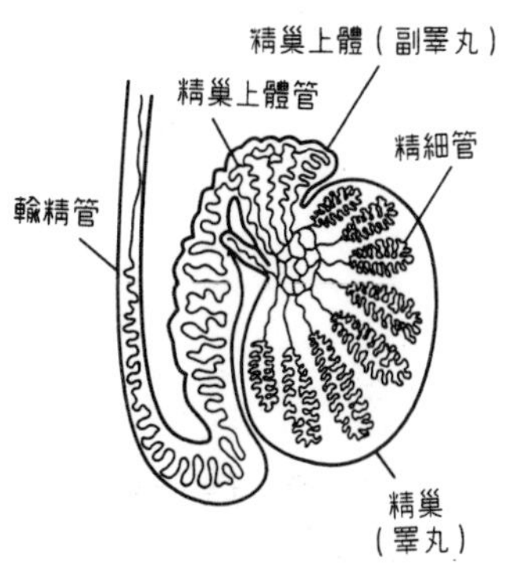

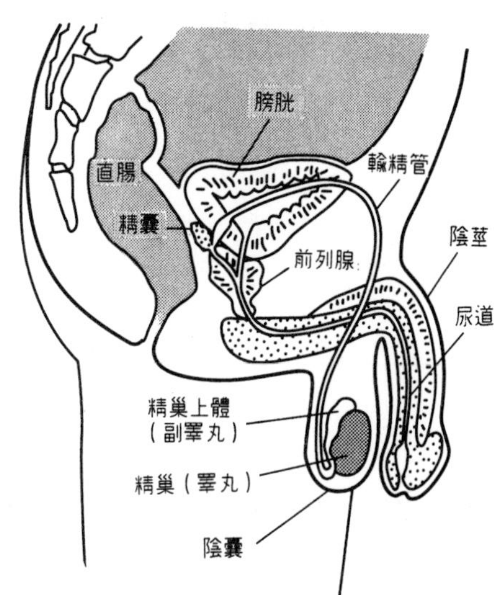

送入卵子正在等待的女性輸卵管中。

男性的精巢也稱為睪丸，重量約十克，如同蠶豆般大小，形成一對，位於陰囊中。

精巢會製造出男性荷爾蒙及精子。

精巢中塞滿精細管這種細管，而精子的根源精子細胞就在此處。精子細胞分裂，一部分成為精子，在這個階段還沒有受精能力。精子儲存在精巢上體（副睪丸）大約十～二十天，在這段期間內成熟，獲得受精能力。經由性興奮陰莖勃起，通過輸精管成為精液射出。一次射精放出的精子數多達一億到四億隻。

射入女性陰道內的精子，從子宮頸管進入子宮體部，到達輸卵管。到達正在輸卵管腹壺部等待的卵子處，這時周圍有很多精子圍繞。其中只有一隻能夠進入卵子中，核會合體受精。受精大約在排卵後的半天到一天半之後進行。

這時在輸卵管內幫助精子運動的纖毛，如果因為罹患子宮內膜症或有細菌附著時，就會阻礙精子的運動，而使精子無法到達在輸卵管腹壺部等待的卵子處。

除了子宮內膜症之外，**衣原體、淋病等性行為感染症也是**基於這個理由而成為不孕的原因。

◆精子的構造與作用

目前已經了解許多有關男性精子的機能。精子的全長約六十um（微米。一um為千分之一mm），由頭部、結合部、中間部、尾部構成。頭部塞滿酵素，當衝入卵子時釋放出酵素，融化卵子的透明帶。

此外，頭部核中的DNA塞滿來自父親的遺傳資訊。

精子的構造

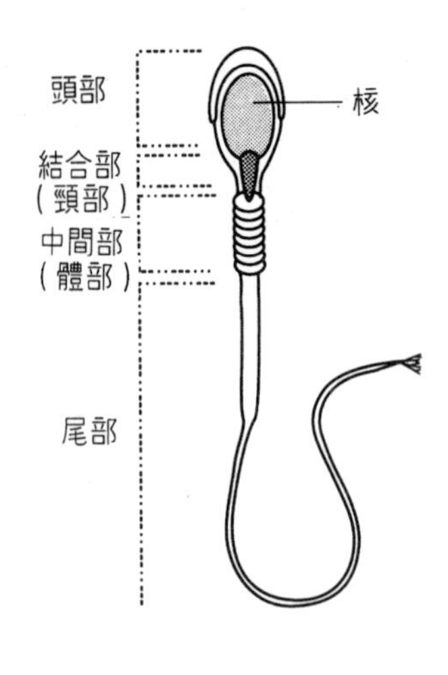

尾部則給予精子推進力，有活力的精子劇烈擺盪長長的尾部往前衝，衝入卵子。所以，重要的不是精子數很多，而是具有多少這種有元氣的精子。

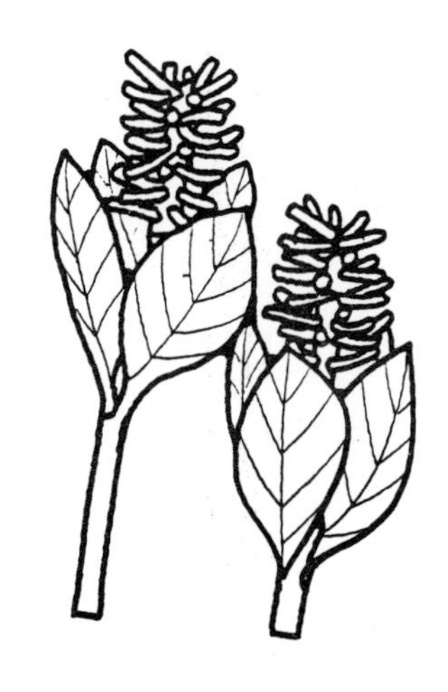

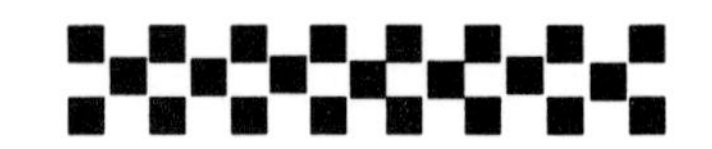

第三章 不孕症是由許多原因重疊而引起的

不孕症的原因男女各半

不久前還認為不孕症在於女性的疾病，但是醫學進步後，了解男性不孕的構造，發現造成不孕的原因男女各半。造成不孕的原因非常多，而且不只一種，可能男女雙方的原因重疊出現，或是只有女性方面出現一些問題，複雜的問題重疊成複合因子症候群，所以想要找出原因非常辛苦。

反過來說，擁有清楚不孕原因的人，就可以節省找出不孕原因的時間，儘早開始正確的治療，比起原因不明的不孕症者而言，達到懷孕的時間可以縮短許多。

以下詳細敘述男女別的不孕原因。

女性方面的原因

女性方面的不孕原因大致分為：①陰道、外陰疾病；②子宮頸管內通過障礙；③子宮內異常；④輸卵管障礙；⑤骨盆內的病變；⑥排卵障礙，以及⑦原因不明。

◆陰道或外陰有問題

陰道、外陰疾病包括**半陰陽**，或是天生沒有陰道的陰道缺損，以及陰道畸形、陰道狹窄，或是正常的處女膜必須擁有讓經血流出的洞，一旦阻塞就會造成處女膜閉鎖等。

這些疾病屬於比較特殊的狀況，患者數並不多，但是，如果保持這種狀況就無法懷孕。

半陰陽

性器形態異常，外表看起來無法分辨男女，稱爲半陰陽。如果一個人同時擁有睪丸和卵巢，稱爲眞性半陰陽。如果只擁有睪丸或卵巢，或是具備相反性別的外性器，稱爲假性半陰陽。

抗體

生物體具有免疫作用，當細菌等異物（抗原）進入體內時，身體會識別這是非自己，當同樣的異物再進入，會迅速將其排出體外。這時，與抗原結合的就是抗體，這種現象稱爲抗原抗體反應。

◆子宮頸管通過障礙

子宮頸管內通過障礙，就是射精的精子無法順利通過子宮入口，也就是子宮頸管的障礙，代表性的就是抗精子抗體。

體內具有特殊**抗體**的女性，這些人當精子通過子宮頸管時，頸管黏液中的抗體阻礙精子通過。這些抗體稱為抗精子抗體。

最近由於不孕症的研究非常進步，因此，了解以往原因不明的不孕症者當中，大約百分之十三，就是因為這個抗精子抗體導致不孕。

其次因為頸管黏液的分泌較少，所以精子無法順利通過。

頸管黏液通常具有不讓陰道內的細菌等，輕易進入子宮內的護網作用。排卵時大量分泌，使子宮口柔軟，同時讓精子容易通過。

頸管黏液是由女性荷爾蒙卵泡激素分泌，當女性荷爾蒙平衡失調時，卵泡素分泌不足的人，頸管黏液的分泌也會減少，因此很難懷孕。

此外，排卵誘發劑Clomid（參考八十頁）具有抑制卵泡素分泌的作用，長期服用這種藥物的人，頸管黏液的分泌也不良。

除此之外，子宮頸管如果出現衣原體等發炎狀況，或是造成頸管瘜肉，破壞產生黏液的組織，分泌也不良。

◆子宮內異常

子宮內異常首先是先天子宮畸形。如果進行子宮輸卵管造影，可以清楚看到子宮的形狀。

這時，如果子宮有兩個造成分離重複子宮，或是正中央有隔壁的中隔子宮、形狀異常的雙角子宮等則屬異常。如果屬於輕度的雙角子宮，還是可以自然懷孕，如果形狀異常時，一般而言很難懷孕。

子宮內異常最普遍的是**子宮肌瘤**、子宮內膜症。子宮肌瘤原本是三十五歲到四十歲層的性成熟期的女性較常罹患的疾

子宮肌瘤

三十～四十歲層女性中，五人中就有一人出現的良性腫瘤。在子宮體部構成肌層的平滑肌增殖成瘤狀而形成的。會引起過多月經或經痛，但大都無症狀，也會成爲不孕的原因。

病，不過最近年輕女性罹患這種疾病的人也增加了，等到懷孕時才發現。

罹患子宮肌瘤的人不見得全都是不孕症。但是依肌瘤的大小和位置的不同，即使受精，有時受精卵無法順利著床，即使著床也可能會流產。

第一章中曾經談及，子宮內膜症近來在年輕女性之間增加了，成為不孕的一大原因。

子宮內膜瘜肉或子宮內膜黏連也是造成不孕的原因。子宮內膜黏連除了因為衣原體等性行為感染症引起之外，也可能因為人工墮胎手術而引起。

粗暴的進行**搔刮**，使得子宮內膜刮除過多，或是因為細菌感染引起發炎，也會使子宮內膜黏連。所以進行墮胎就會留下這些後遺症。

此外，子宮內膜由於黃體機能不全，無法增加厚度以適合受精卵著床，因此導致不孕，或是性行為感染症或大腸菌等造

子宮內膜瘜肉

在子宮內膜形成有莖的軟性良性腫瘤。成爲不正常出血的原因。利用子宮鏡下或是搔刮等方式能夠輕易切除。

搔刮

進行人工墮胎手術或流產時，爲避免子宮內殘留任何東西，要刮除子宮壁增厚的部分，稱爲搔刮。因此，進行人工墮胎手術或流產後的手術也稱爲搔刮。

成子宮內膜發炎，狀態不良時也會引起不孕。

◆輸卵管障礙

輸卵管太細或是輸卵管阻塞時，精子與卵子無法相遇，就是輸卵管障礙。輸卵管障礙佔全部不孕症的百分之三十到四十，因為這個原因而造成不孕的伴侶非常多。

輸卵管阻塞或太細的原因，最多的是性行為感染症，其次是子宮內膜症。

性行為感染症之中與不孕關係最密切的就是衣原體。目前懷孕中的檢診會進行衣原體檢查，根據統計，孕婦之中百分之七到八的人在子宮頸管發現衣原體。

一般人認為性行為感染症，可能是從事特種營業的人員較常罹患這種疾病，但是，事實上年輕女性或家庭主婦罹患這種疾病的情形也逐漸增加。

衣原體的病原體特別喜歡躲在子宮頸管或輸卵管。輸卵管是直徑五公釐的細管，一旦發炎時當然很容易阻塞。

罹患子宮內膜症時，隨著經血運送而來的內膜組織附著於輸卵管，在這裡反覆出血，使得輸卵管阻塞。這時與疾病的重症度無關。即使是輕微的子宮內膜症，如果運氣不好時，可能內膜組織與輸卵管黏連而導致不孕症。

由於進行人工墮胎的過度刺激，使得輸卵管的洞阻塞，或是在輸卵管旁邊形成子宮肌瘤時，也會阻塞輸卵管。

此外，因為子宮外孕等，使得左右輸卵管都被拿掉或是單側的輸卵管被拿掉時，也會出現這種狀況。

◆骨盆內病變

骨盆內病變中較大型的病變，包括外性子宮內膜症，也就是，子宮內膜組織溢出到輸卵管外的腹腔內，在各處引起黏連。

子宮內膜症中，事實上最多的就是這一種，連腹腔內都有子宮內膜組織，附著於卵巢引起子宮內膜症的例子。如此一來，每次月經時卵巢出血，無法排出，老舊的經血積存、卵巢腫脹，這種情況稱為巧克力樣囊腫。

這時必須利用針刺卵巢抽除血液，注入酒精（參考八十九頁），使得子宮內膜症的細胞固定，將其殺死進行治療。

外性子宮內膜症最可怕的就是，內膜組織覆蓋卵巢無法排卵，或是卵泡液混濁阻礙卵子的發育、輸卵管朝向外側擠壓子宮黏連，成為各種不孕的原因。輸卵管黴引起黏連時即使排卵，卵也無法被吸入輸卵管中。

嚴重時，卵巢、輸卵管、子宮、骨盆內的臟器等會變成一整個集合體，到處都很硬。這種狀態稱為凍結骨盆，如此一來即使準備進行體外受精，也無法取得卵子。

除了子宮內膜症之外，因為闌尾炎而引發腹膜炎的人，骨盤內經常會出現這種重症的黏連，因此必須注意。對於因為不孕症前來我的診所看診的患者，最初問診時我一定會問她以前是否曾經罹患腹膜炎，必須檢查黏連的可能性。

像這些人經常會出現原因不明的腹痛，如果發現有這種情況時，應該儘早接受檢查。

◆排卵障礙

卵子無法成長，或是即使成長卻無法排卵，稱為排卵障礙。這種情形佔不孕的四分之一機率，屬於非常重要的因素。

排卵障礙幾乎都是荷爾蒙異常造成的。丘腦下部、腦下垂體或卵巢分泌的荷爾蒙無法正常分泌是主要原因。

因為荷爾蒙異常而引起的排卵障礙之一，就是多囊泡性卵巢。卵巢的皮膜很硬，而內側形成很多小卵泡，但是卻無法排卵的疾病，就是多囊泡性卵巢。男性荷爾蒙分泌太多、卵巢代謝不順暢是原因之一。罹患多囊泡性卵巢的人，會伴隨多毛及肥胖現象。

肥胖、初經之後一直持續月經不順，而且毛很多的人，可能罹患這種疾病。罹患多囊泡性卵巢的人，如果使用排卵誘發劑ＨＭＧ（參考八十二頁），就容易引起卵巢過剩刺激症候群（參考一一七頁）。

除了荷爾蒙異常之外，因為子宮內膜症或性行為感染症而引起發炎，造成卵巢周圍黏連時，卵子也無法飛出。

黃體化未破裂卵泡這種現象也是其中之一。基礎體溫上升，黃體素數值提高，通常就會排卵。雖然具備這些條件，可是卻無法引起排卵，就是黃體化未破裂卵泡。目前由於超音波診斷發達，最近了解這種不孕症的現象。

黃體化未破裂卵泡不見得每次出現，但是經常出現的人懷孕的機會可能就減少了。

此外，吸入卵子的輸卵管繖先天畸形時也無法懷孕。輸卵管繖是在輸卵管前端好像海葵形狀的器官（參考三十三頁下圖），前端有開口部，從這裡吸收排卵後的卵子。

如果輸卵管繖的形狀異常或開口部阻塞時，或是在與原來場所不同的地方形成開口部，則有些人排卵後的卵子無法吸收到輸卵管中。進行子宮輸卵管造影或超音波檢查，也不可能發現這種輸卵管繖異常。

黃體化未破裂卵泡

卵泡雖然成熟，但卻沒有引起排卵，通常在排卵後變空的卵泡，應該變化爲黃體，但沒有排卵卻變爲黃體化的卵泡，就稱爲黃體化未破裂卵泡。以往原因不明的機能性不孕症中，也包括這個原因在內。由於超音波和腹腔鏡發達，最近終於了解這個事實。可以利用CLOMID或是ＨＭＧ的排卵誘發劑或卵泡穿刺加以治療，不過大都能自然治癒。

因此，像這一類型的異常幾乎都是藉由腹腔鏡檢查或GIFT法（配偶子輸卵管內移植法）等進行手術時才發現（參考一〇六頁）。這也屬於一種排卵障礙。

男性方面的原因

◆造精機能障礙

先前敘述過，造成不孕的原因男女各半。最近的傾向則是男性不孕增加，這是因為調查精子狀態的機器開發方面非常進步，以往不了解的男性不孕，變成容易檢查出來的緣故。

此外，一般而言男性的生殖能力已經降低許多。根據法國某研究所的調查報告顯示，近二十年來男性的精子減少為剩下三分之二。

男性不孕包括精子數較少的「乏精子症」、活動不良的「精子無力症」、畸形精子較多的「精子畸形症」等。此外，還有精液中完全沒有精子的，稱為「無精子症」。

像這些精子數較少或是活動不良等原因，主要是造精機能障礙和輸精管通過障礙。

造精機能障礙是因為荷爾蒙異常、先天或後天精巢機能受損造成的。

由腦下垂體或精巢分泌的荷爾蒙不足、或是相反的過剩分泌時，精巢無法製造精子。精巢的重量大約十克，如蠶豆般大，不過有些人精巢天生非常小，缺乏製造精子的能力。

此外，還有些人因為**染色體異常**而出現完全沒有精子的無精子症。

孩提時代罹患腮腺炎（流行性耳下腺炎）等高燒性疾病，可能會後天性的損害精巢的造精機能。不過最近像這種例子較少了。

此外，尿道炎或前列腺炎（攝護腺炎）等尿道感染症，也會使精子數和運動率惡化。膿精子症就是精液中的白血球增加，阻礙受精，這也是因為衣原體或淋菌等性行為感染症或大

染色體異常

造成無精子症以及乏精子症等男性不孕症的染色體異常的克蘭費爾特症候群（以細精管發育不全為主徵的一種綜合徵）。染色體有四十七條，比正常人多一條，性染色體形成XXY的構造。男嬰每五百人中可能出現一人。特徵包括乳房性化以及精巢非常小。

腸菌的感染等原因造成的。性行為感染症對女性或男性而言，都是不孕的一大原因。

精索靜脈瘤也會造成精子數和運動率不良，是男性不孕的原因之一。精索靜脈瘤，就是從精巢到腎臟的血液流通血管瓣破損，造成血液從腎臟逆流回精巢的疾病。精巢的溫度上升，精子數減少，運動率不良。但是，不見得所有罹患精索靜脈瘤者都出現不孕症。

通常穿太緊的牛仔褲或內褲，壓迫精巢使得血液循環不良時，也會使精子數和運動率下降。

雖然目前還不了解煙的影響，但是尼古丁具有使血管收縮的作用，使血液循環不良，由這點來看，應該也屬於不孕的要因之一。

此外，最近造成男性精子數減少的原因，最重要的就是壓力。壓力對於精子數和運動率造成極大的影響。例如，進行精液檢查的前一天過度疲勞或睡眠不足、大量飲酒或是感冒等，都會導致精子數和狀況不良。

◆輸精管通過障礙

除了上述原因之外，還有一種輸精管通過障礙。也就是說，雖然精巢製造出精子，但是，精子通過的管道輸精管阻塞時，精子就無法到達精液中。

進行精液檢查的結果，在精液中完全沒有發現精子的無精子症者，佔男性不孕症的百分之十，經診斷為無精子症的人約三分之一，是實際上製造出精子，但是精子卻無法到達精液內，屬於閉塞性無精子症。

令人驚訝的是，孩提時代曾經進行**疝氣**手術，由於誤將在旁邊的精子通道輸精管都綁住之後，造成閉塞性無精子症的人大約佔百分之二十到二十五。

雖然這是十年前的事情，但現在了解之後，進行疝氣手術必須由外科和泌尿科醫生互助合作，或是由具有足夠知識的外科醫生進行，所以，不必擔心輸精管被綁住而導致不孕。

疝氣

腹股溝疝氣。也稱爲脫腸。腸等內臟的一部分突出於腹股溝部分。發生在兒童身上大都是先天性，只要進行綁住疝囊袋的手術療法即可治療。

此外，男性的睪丸被踢中或因意外事故，使得輸精管受傷、天生沒有輸精管，等各種理由，也會導致閉塞性無精子症。

出現這種情形時可以利用手術連接輸精管，或是不要經由普通的性交方式，而藉由體外受精或顯微受精等方式，則即使罹患閉塞性無精子症的人也可能擁有自己的孩子。

◆無法性交

第一章中曾經敘述過，男性不孕的另一個原因就是無法性交，也就是所謂陽痿。

陽痿屬於無法正大光明說出口的問題，因此無法正確統計數字，因此現狀不明。根據我的經驗，接受不孕治療的患者中，擁有陽痿這種不為人知的煩惱者非常多。

有些人是因為器質性原因造成的陽痿。此外，對於性比較無知，或產生強烈嫌惡感的人也無法進行性行為。但是，最近比較明顯的就是，因為工作或工作場所的人際關係而導致心因性陽痿。

這些夫妻必須藉助諮商等保持順暢的夫妻關係，所以比較花時間治療。同時能夠進行這一類諮商的機構目前還太少，這也是問題之一。

由男女適合性造成的原因

◆由抗精子抗體造成的不孕

除了女性方面、男性方面的各自原因外，如果夫妻的適合性不良也無法懷孕。其中之一就是最近才了解的抗精子抗體。女性的血液中一旦擁有這種抗精子抗體時，子宮頸管就會阻礙精子的活動。

此外，包住卵子的膜如果有抗體附著，就會阻礙精子進入卵子。除了抗精子抗體之外，夫妻的免疫適合性不良，即使懷孕可能會反覆流產好幾次，造成不育症（參考一二〇頁）。

有一成不孕症的原因不明

最後剩下的就是，完全不符合以上任何條件的無法懷孕，稱為機能性不孕症的原因不明的不孕症。並不是沒有原因，而是現代醫學還找不出原因，這一類型的不孕症佔百分之十。

不過，不久前視為「原因不明的不孕症」症例，後來發現是妻子擁有抗精子抗體，或是即使輸卵管暢通，但是輸卵管黏連而無法吸收卵子。

像這些已知原因的不孕症也包括在內。由於體外受精進步之賜，已經了解原因了。

但除此之外，還是有一些原因不明的不孕症。如果滿足以下條件的不孕症，就可以診斷為原因不明的不孕症。

①經由子宮輸卵管造影檢查，並沒有輸卵管閉塞的現象。

②休納試驗（參考七十一頁）良好，精子可以進入子宮陰道內。

③經陰道超音波觀察，卵泡十分成熟，能夠規律的排卵。
④排卵前的血液中之雌激素值，以及排卵後第七天的黃體酮值都正常。
⑤量基礎體溫，排卵後的高溫相持續十二天以上。
⑥丈夫的精液檢查結果良好。

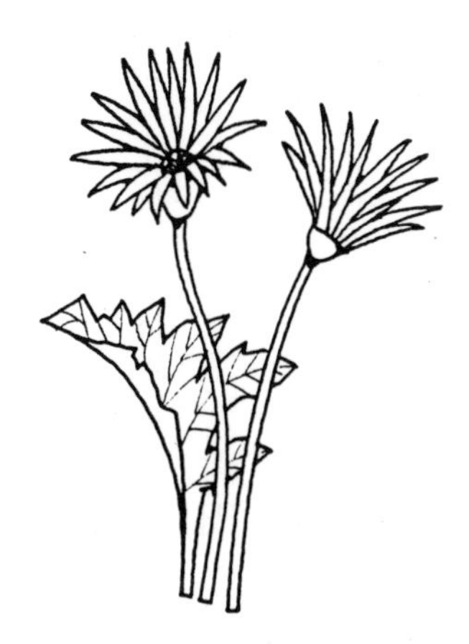

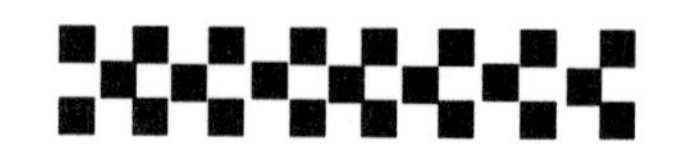

第四章 不孕症的檢查與診斷

不孕症的檢查方式

進行不孕治療首先必須找出原因，因此必須接受各種檢查。這些檢查必須配合女性的月經週期，分為卵泡期進行的檢查、排卵期進行的檢查、黃體期進行的檢查以及月經期進行的檢查。所以，一整套檢查結束至少要花二個月，有時甚至花好幾個月的時間。

原則上初診時最好夫妻一起接受檢查。必須讓丈夫了解今後將進行何種檢查與治療。此外，也可以減少時間的浪費。如果只有妻子前來接受檢查，經過幾個月時間一整套的檢查結束之後知道沒什麼問題，必須重新檢查丈夫，結果發現原因出在丈夫身上，如此一來，使得治療的開始延後，浪費太多時間。

如果前往進行不孕治療的機構，初診時就要求夫妻一起前來，可以先打電話確認。最近男性大都能了解這一點，會協助妻子，但是還是有些人不願接受檢查。這時初診時可以由妻子單獨前往醫院和醫生商量，在家庭中採取丈夫的精液由妻子帶往醫院，也是一種方法。

不孕治療是一種長期戰，一定要抱持覺悟之心。光靠丈夫或妻子一人單獨努力是無法成功的。因此，夫妻雙方是否互助合作是成敗的關鍵。

一般的不孕症檢查

從初診開始，到底依照何種順序進行一整套的檢查呢？

一般的不孕症檢查

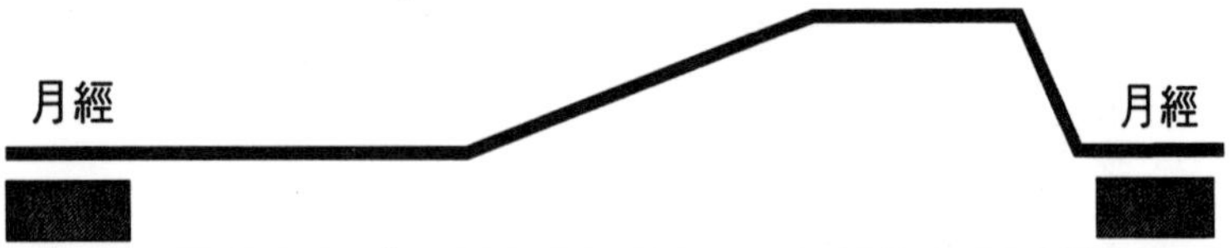

月經　　　　　　　　月經

月經期	卵泡期	排卵期	黃體期	月經期
	○超音波檢查 （測量卵泡直徑） ○血液檢查 荷爾蒙測定 ●LH（促黃體素） ●FSH（卵泡刺激素） ●E_2（卵泡素） ●PRL（催乳激素、乳汁分泌荷爾蒙） ●LH—RH•TRH 試驗 ○子宮輸卵管造影檢查 ○子宮鏡檢查	○超音波檢查 （測量卵泡直徑） ○頸管黏液 ○尿液檢查 ●LH（促黃體素） ○休納試驗	○超音波檢查 （卵泡破裂確認） ○血液檢查 荷爾蒙測定 ●P（促黃體素） ●E_2（卵泡素） ●PRL（乳汁分泌荷爾蒙）	○經血培養 ○精液檢查

□身高 □體重 □血壓 □尿蛋白、尿糖 □子宮癌檢診、頸癌（配合必須時做體癌檢查）

□抽血 ●盆血 ●德國麻疹 ●HBS 抗原 ●HIV ●血糖 ●甲狀腺 ●陰道滴蟲 ●HCV 抗體 ●梅毒 ●CA125

□分泌物的細菌檢查 □衣原體抗原、抗體

（八重洲女性診所）

以下介紹我的診所例。

●問診

首先，對於第一次來看診的人，會交給夫妻問診表，內容包括過去的疾病以及以往的懷孕經過、是否曾經進行剖腹手術、接受過輸血、家人是否有遺傳疾病或感染疾病等，讓患者詳細填寫資料。這個問診表又可分為以往接受過不孕治療者用以及初診者用。

只要看問診表，就可以知道這對夫妻的不孕期間、以往是否曾經接受其他不孕治療、到底進行何種檢查和治療等。

以此為參考接下來再詢問本人。

接著說明檢查內容，趕緊進行檢查。

女性接受的檢查

◆卵泡期進行的檢查

●超音波檢查

超音波檢查是不孕症不可或缺的檢查，除了卵泡期以外，排卵期、黃體期等隨時都可以進行。除了調查子宮型態、子宮肌瘤、**卵巢囊腫**等的有無之外，藉此也可以確認卵子的發育狀態以及排卵的有無等。

超音波檢查分為兩種，經陰道超音波是將發振器插入陰道中觀察情形。

這個方法因為沒有障礙物，所以畫像鮮明，連發育中的卵泡等也看得很清楚。但缺點是視野狹窄。

如果發現子宮肌瘤等，可以從腹部上方利用經腹部超音

卵巢囊腫

卵巢形成的一種腫瘤，其中積存流動體的稱爲卵巢囊腫。幾乎都是良性的。但很難判斷是惡性或良性，原則上要進行手術切除。最近對於有懷孕可能性的人儘可能只切除囊腫部分，進行溫存療法或腹腔鏡手術。

經陰道超音波發振器

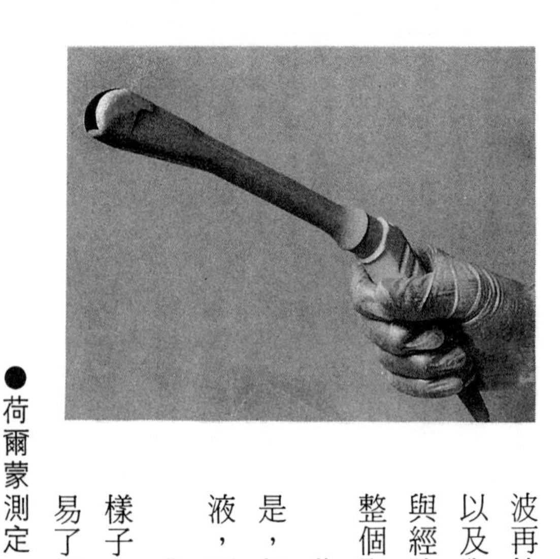

波再檢查一次。經腹部超音波是透過腹部的皮，以及脂肪組織觀察，所以畫像不見得鮮明，可是與經陰道超音波相比，可以看到整個子宮內外的整個影像，非常方便。

此外，進行經陰道超音波不需積存尿液，但是，如果隔著腹部進行腹部超音波則必須積存尿液，否則看不清楚。

我會和患者一起看螢幕，說明子宮和卵巢的樣子。比起醫生一個人看而言，這麼做患者更容易了解。

●荷爾蒙測定（ＬＨ—ＲＨ、ＴＲＨ試驗）

以腦下垂體為主的荷爾蒙循環是否順暢，必須藉著荷爾蒙測定加以調查。

在卵泡期由腦下垂體分泌，使卵泡成熟的卵泡刺激素（ＦＳＨ）以及促進排卵的促黃體素（ＬＨ），必須調查這些荷爾蒙是否順利分泌出來的檢查就是ＬＨ—ＲＨ檢查。

同樣的，由腦下垂體分泌的催乳激素（ＰＲＬ），除了分泌乳汁之外，對於排卵或著床也具有微妙的作用。調查催乳激素分泌狀態的就是ＴＲＨ檢查。如果數值較高時就是**高催乳激素血症**，會抑制排卵。

同時進行這兩項檢查的，就是ＬＨ—ＲＨ、ＴＲＨ試驗這種負荷試驗。

首先抽血，然後注射ＬＨ—ＲＨ以及ＴＲＨ兩種荷爾蒙。過了三十分鐘到一小時後再抽血，調查ＬＨ、ＦＳＨ、催乳激素的分泌狀態。藉此就可以了解丘腦下部、腦下垂體、卵巢是否發揮作用。

這個檢查，必須在月經開始後的十天內進行。

●子宮輸卵管造影檢查

不孕症的人一定要進行這個重要的檢查，調查子宮的形狀和大小，輸卵管阻塞情形等。

高催乳激素血症

催乳激素也稱為乳汁分泌荷爾蒙，在生產後大量分泌。這個荷爾蒙具有抑制排卵的作用，因此授乳期間不會出現月經。如果在普通狀態下這個催乳激素大量分泌，不會引起排卵，就是高催乳激素血症。常用藥物、腦下垂體腫瘤、甲狀腺機能問題等都是引起的原因。

輸卵管造影有兩種方法，其中一種是將管子經陰道插入子宮內，小氣球膨脹為直徑一公分大小，堵住子宮口，注入造影劑的方法。

另外一種，就是將細小的器具經陰道插入，以子宮口為蓋子，由外側將造影劑注入子宮內的方法。

很多人認為輸卵管造影是一種疼痛的檢查，的確，容易緊張的人或是對疼痛敏感的人，光是子宮頸管有異物進入就會覺得恐懼，子宮就會痙攣。通常經痛嚴重的人也容易感覺到疼痛。

造影劑進入子宮中會產生鈍痛感，但是，最大的疼痛感受應該是在造影劑通過狹隘的輸卵管時。如果有阻塞傾向或完全阻塞的人，就會感覺非常痛。但是，有些人雖然輸卵管通暢，可是因為產生恐懼心理，卻會暫時閉塞，這種情況稱為機能性閉塞。

但是，不見得所有人都會覺得疼痛，輸卵管完全通暢的人，或是過去曾經進行這種檢查的人，則完全不會感覺疼痛。當然醫生的技巧也很重要。如果由習慣這種手法的醫生進行，就不會讓妳感覺疼痛。完全不會感覺疼痛的人佔三成左右。

輸卵管造影是非常重要的檢查，不要因為疼痛而敬而遠之，一定要接受檢查。不耐疼痛的人可以事先提出，服用止痛藥或鎮靜劑。

輸卵管造影也具有治療效果，接受這個檢查之後懷孕的人也很多。

造影劑分為油性和水性兩種，一般是使用油性的，藉此使輸卵管滑順，精子就容易通過了。

輸卵管造影可以利用X光透視，同時親眼確認子宮和輸卵管的狀態，是非常有效的檢查，但並不是萬能的。這個檢查雖然能夠知道輸卵管是否阻塞，但是，對於輸卵管外側的輸卵管繖的黏連卻不得而知。因此，輸卵管造影檢查如果沒

子宮鏡

包括子宮纖維鏡和硬性子宮鏡兩種。子宮纖維鏡是內視鏡，透過由外面插入的細管，可以直接看到子宮狀態和骨盆內的情況，也可以進行攝影，映在螢幕上觀察。

硬性子宮鏡得到的畫像更鮮明，可以進行高倍率放大，可依疾病或病情的不同分別使用以進行檢查。

有問題時，不能算是無異常。

如果在排卵時進行這個檢查，卵子可能會被造影劑沖掉，因此一定要在排卵前進行。

沒有X光設備的診所會利用通氣（魯賓）試驗或通水試驗代替輸卵管造影。這些對於輕微的輸卵管阻塞者具有使其通暢的治療效果，但是，檢查的正確性遠不及輸卵管造影。

●子宮鏡檢查

將內視鏡插入子宮中加以觀察的檢查，可以觀察子宮肌瘤、瘜肉、發炎症狀、黏連等的有無，或是子宮下部及輸卵管開口部是否異常。

通常先進行輸卵管造影，如果子宮內無異常時，再進行這個檢查。最近已經非常普遍，大都納入不孕症檢查的項目中。如果發現小的瘜肉，可以當場切除。除非子宮頸部非常狹窄或強韌，否則不需要麻醉，屬於非常簡單的檢查。如果醫生建議妳檢查時，可以安心接受。

子宮、輸卵管造影檢查

正常的狀況

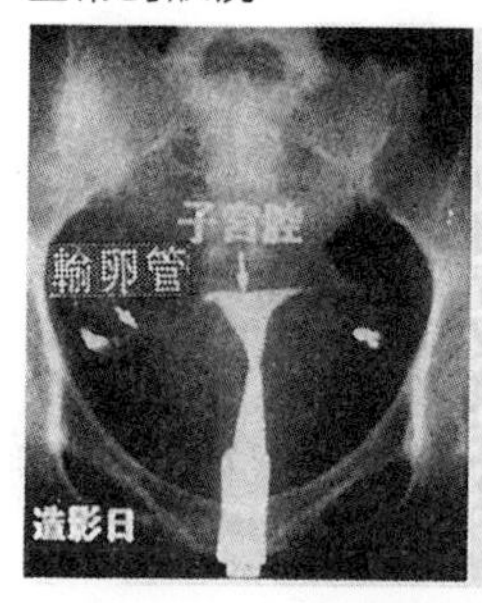

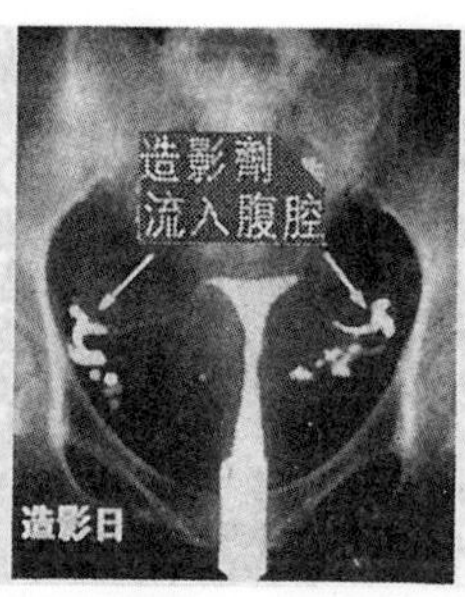

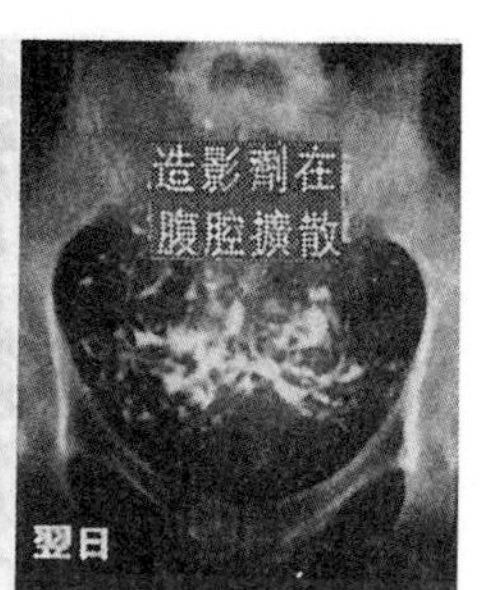

輸卵管閉鎖與輸卵管積水、水腫

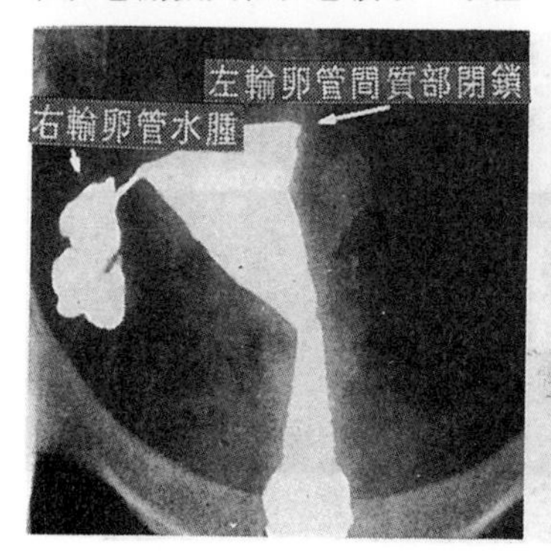

輸卵管閉塞

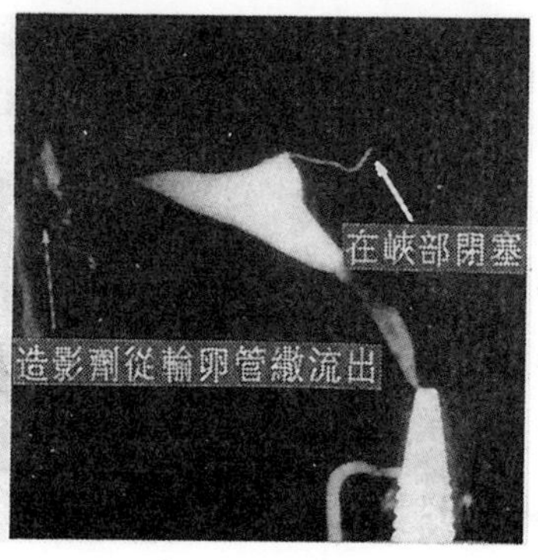

（由高度醫療技術研究所、中央診所提供）

◆排卵期接受的檢查

●超音波檢查

這個時期的超音波檢查，目的是為了確認排卵以及預測排卵日。在排卵數日前，包住卵子的卵泡直徑為十八～二十公釐，因此經由超音波就可以確認卵泡的大小、數目、由左右哪一個卵巢排卵以及腹水的有無等。

●頸管黏液檢查

排卵前卵泡素的作用使得頸管黏液增加，形成精子容易通過的狀況。到了排卵期，這個黏液會形成羊齒結晶，形成羊齒葉狀，利用顯微鏡確認就知道排卵日接近了。

持續服用排卵誘發劑 Clomid 的人或是子宮頸管發炎的人，這種頸管黏液的分泌會減少。

●尿液檢查（促黃體素）

排卵的三十到四十小時之內，促黃體素（ＬＨ）的值達到顛峰。會出現在尿液中，因此進行尿液檢查調查ＬＨ濃度。

這個檢查可以在自己家中進行，但是從促黃體素到達顛峰開始，到排卵為止的時間具有個人差，僅靠這個檢查無法單獨預測排卵。最好還是前往醫院經由超音波確認卵泡的狀態更為正確。

以這種方式組合基礎體溫、促黃體素、頸管黏液，以及利用超音波了解卵泡大小這項方法，就可以判定引起排卵的時期。

看基礎體溫表自行預測排卵日的人也不少，但是僅靠基礎體溫，能夠正確了解排卵日的機率只有百分之十。

這時即使有好的卵子，但是，無法分泌促黃體素引起排卵的話，可以注射具有ＬＨ作用的ＨＣＧ（參考八十六頁）荷爾蒙引起排卵。

●休納試驗

子宮頸管黏液通常具有護網作用，避免細菌等侵入子宮內，只有排卵時成為精子容易通過的狀態。

但是，排卵時有些人也很難讓精子通過，為了檢查這種狀態而進行休納試驗。

早上進行性行為之後到醫院來，採取頸管黏液，調查子宮頸管或子宮內是否有精子，如果有，則活動程度如何等都必須調查。如果子宮頸管內的精子不活動，或是子宮內完全沒有精子時，則表示精子沒有通過子宮頸管。

◆黃體期進行的檢查

●超音波檢查

這個時期的超音波檢查目的是為了確認是否排卵。一旦排卵時，卵子飛出後的卵泡好像扁掉的氣球一樣，白色逐漸變成黃色，成為黃體。

一旦確認這一點，就表示的確排卵了。

另一方面，雖然基礎體溫上升可是卻沒有排卵的黃體化未破裂卵泡，也可以藉著這個檢查了解。這個時期的超音波檢查，最好在出現高溫相第二到三天時進行比較理想。

●荷爾蒙測定

排卵後黃體素分泌增加，卵泡素數值稍微上升，可以經由血液檢查調查是否出現這種情況。黃體素具有維持懷孕的作用，這個數值較低的人，因為黃體機能不全，所以很難維持懷孕。

關於催乳激素方面，卵泡期也會進行檢查，但是如果想了解平均數值，在這個時候也要進行一次檢查。

黃體期受精卵有著床的可能性，所以原則上不要進行輸卵管造影等X光檢查，或是其他的輸卵管檢查或治療。

不僅是不孕檢查，如果進行胃或腸的X光檢查，有懷孕可能的人只要在卵泡期接受就能安心。

◆經期進行的檢查

●經血培養

過去結核病患者較多，結核菌進入子宮中會阻礙著床，

尿蛋白

調查尿中的蛋白質，了解腎臟是否出現毛病的檢查。

血糖

調查血液中的葡萄糖值的檢查，空腹時測定就知道是否罹患糖尿病。

弓形體

弓形體是寄生於哺乳類或鳥類體內的原蟲，如果觸感染弓形體的寵物糞便，人類可能也會受感染。懷孕時母親受到感染，透過胎盤也會感染胎兒，成爲流產或死的原因。此外也可能產下水腦症或小頭症嬰兒。

或是子宮和輸卵管黏連，成為不孕的原因。這個檢查是調查有無結核菌，結核病讓人覺得是過去的疾病，但是，現在經由檢查偶爾也會發現結核菌。

●其他一般檢查

此外，為了瞭解全身的狀態，還要進行血壓、**尿蛋白**、尿糖、**血糖**、極度消瘦或肥胖的有無、營養狀態如何等基本檢查。

婦科檢查為了謹慎起見，一定要進行子宮癌檢查。此外還有貧血、德國痳疹、B型肝炎（HBs抗原）、C型肝炎（HCV抗體）、**弓形體**、梅毒、子宮內膜症、衣原體，患者希望進行時也可以進行愛滋病（HIV）檢查。

不孕症檢查的特徵是檢查項目很多。有些檢查包括在保險給付範圍內，有些則不包含在內，必須自費。其中像抗精子抗體的檢查，單一檢查可能就必須花費好幾千元。所以接受一整套檢查必須花費一筆費用。

但，這些都是重要的檢查，最好能夠接受檢查。雖然必須花費一筆錢，但是如果前往仔細說明檢查內容後，再建議你做檢查的機構就可以信賴了。

檢查機構如果能夠事先告知今後的治療必須花費多少費用就更理想了。

男性接受的檢查

●精液檢查

禁慾四～五天，然後藉著手淫的方式採取精液放入專用容器中，夾在妻子的胸罩間不要使其冷卻，兩個小時內帶往醫院。可以調查精子數目、運動率、畸形率等。

男性不孕的基準，根據WHO（世界衛生組織）與日本婦產科學會的基準不同。

WHO的基準是一ml的精子數在二千萬以下為乏精子症，運動率百分之五十以下為精子無力症。所謂運動率，是指一百個精子中有幾個在活動，以百分比方式表現。

日本婦產科學會的基準值比較嚴格，一次的射精量為二～六ml，精子數為四千萬／ml以上，運動率百分之五十以上、畸形率百分之十五以下為正常。

精子數和運動率因當時體調而受到影響，所以如果進行一次精液檢查結果不良的人，一定要接受兩次以上的檢查。

●精巢檢查

精液檢查結果，精子數和運動率極端不良的人前往醫院，經由觸診調查精巢，了解形狀是否異常，左右精巢的大小是否差距很大，是否出現停留睪丸、是否罹患精索靜脈瘤（參考五十四頁）等，都必須檢查。

僅是精液檢查可以在婦科進行，但是，這一類型的精巢檢查很少由婦科醫生進行，如果想接受詳細的精巢檢查，必須前往泌尿科。

最近治療男性不孕的機構，會切取無精子症者的精巢組織進行檢查，同時也檢查是否具有精子的根源細胞。

●配合必要進行的其他檢查

配合必要進行的其他檢查項目，包括先天的染色體異常或荷爾蒙檢查等。

此外，精液中白血球太多的人必須驗尿，培養精液調查是否罹患衣原體等感染症。

●休納試驗

早上不要進行性行為，女性前往醫院調查子宮頸管或子宮內精子狀態，這是非常重要的檢查，一定要遵從醫生指示。

選擇醫院是不孕症治療的最大重點

現今的不孕症治療，從預測排卵日、進行性交時機指導的初步治療，到顯微授精等高度尖端醫療等，範圍非常廣泛。當然在機構方面，以生產爲主進行不孕症治療的機構，或是以體外受精爲主的機構都有。第一次進行不孕症檢查或接受治療的人，不知道該選擇哪一種醫院比較好，以下爲各位列舉選擇醫院的重點。

①如果是以生產爲主的產科醫院，也會一併掛上「不孕門診」等的看板。
②住家或工作場所附近，往來較爲便利的醫院。
③花很多時間進行問診，或是準備問診檢查表比較理想。
④醫生能側耳傾聽患者的敘述。
⑤在經期、卵泡期、排卵期、黃體期等配合不同的月經週期進行檢查。
⑥即使不是不孕專科，但是也擁有能夠幫助進行高度檢查及治療的支援設施。
⑦開設不孕教室等，提供患者資訊。
⑧擁有輸卵管造影的X光設備或手術設備。
⑨能夠和（希望接受高度治療的人）進行體外受精，或是可以進行體外受精的機構攜手合作。
⑩使用排卵誘發劑時，充分和患者進行說明、諮商或健康管理。
⑪懷孕之後進入安定期的四個月內妥善進行管理。

⑫當患者想要更換醫院時，能爲妳寫介紹信、將檢查資料及以往的治療經過等謄寫給患者。

⑬患者們的風評極佳。

⑭與主治醫生的相合性極佳。

盡可能滿足以上條件，就屬於好的機構。尤其初診時是否仔細問診、是否仔細傾聽患者的敘述、對於不孕治療傾注多少力量，可以藉由自己的觀察分辨機構設施，這也是重點。

此外，不要只在一處進行不孕治療，許多人會陸續更換許多機構。如果持續進行某種程度的治療無法得到效果時，可以請醫生介紹能夠進行更高度治療的機構，或是當患者主動提出想要更換醫院的要求時，醫生能夠盡快將檢查資料和治療經過交給患者，就是値得信賴的醫生。

相反的，即使掛著不孕治療招牌，但是並沒有進行檢查就直接進行治療，或是僅用漢方藥等單項偏差治療的醫院最好避免前往。

有些人不知道應該前往大型醫院或一般醫院。大型醫院的優點是設備、人員齊全，可以進行各種檢查，但是醫生經常調動，所以很難持續由同一位醫生爲妳診治。

總之，對於患者到底適合何種治療能夠進行適當的判斷，而且能夠傾聽患者的心理煩惱，感覺値得信賴的醫生，對於不孕治療而言是最重要的。

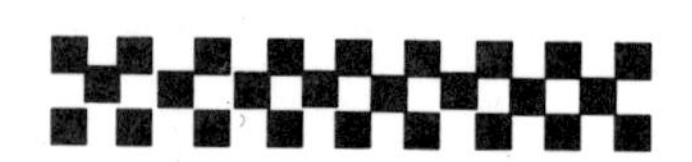

第五章 不孕症治療法

不孕治療的四大步驟

不孕治療的特徵大致分為一般治療與高度醫療兩種。我們的檢查及治療分為如次表所示的步驟1到4為止的四大階段。

步驟1是檢查與諮商時期。對於初次前來接受不孕治療的患者進行各種檢查，同時觀察基礎體溫，進行性交的時機指導，並且進行諮商。這個期間約三個月。

過了這段期間之後就移到步驟2。這時就要投與藥物。對於出現排卵障礙的人，給予輕微的排卵誘發劑 Clomid 等藥

Clomid

排卵障礙造成不孕的治療藥，是使用最普遍的排卵誘發劑藥物，與HMG相比副作用較少，多胎率爲百分之五，幾乎是僅只於三胞胎。也適用於增加男性精子。

不孕治療的四大步驟

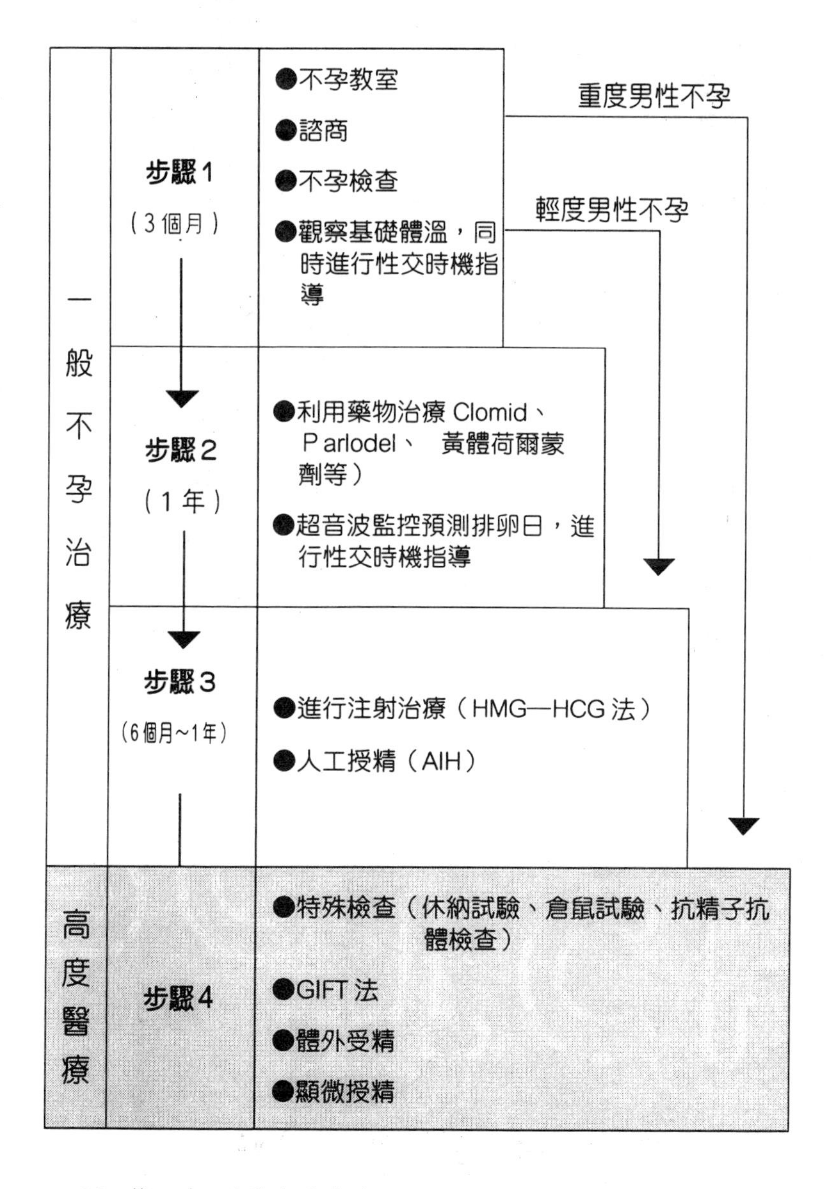

一般不孕治療
步驟1
（3個月）
●不孕教室
●諮商
●不孕檢查
●觀察基礎體溫，同時進行性交時機指導
重度男性不孕
輕度男性不孕
步驟2
（1年）
●利用藥物治療 Clomid、Parlodel、黃體荷爾蒙劑等）
●超音波監控預測排卵日，進行性交時機指導
步驟3
（6個月～1年）
●進行注射治療（HMG—HCG法）
●人工授精（AIH）
高度醫療
步驟4
●特殊檢查（休納試驗、倉鼠試驗、抗精子抗體檢查）
●GIFT法
●體外受精
●顯微授精

物；罹患高催乳激素血症的人則使用Parlodel；黃體機能不全的人則服用黃體荷爾蒙劑。同時利用超音波監控、預測排卵日，進行性交時機指導。期間約一年。

步驟2的治療進行一年後仍然沒有懷孕時，就進入步驟3。這時利用注射**ＨＭＧ**（腦下垂體促性腺激素）這種強力的排卵誘發劑（**ＨＭＧ—ＨＣＧ法**），或是進行ＡＩＨ（配偶間人工授精）。有時兩者合併進行。

ＨＭＧ是直接作用於卵巢，促進排卵的強力排卵誘發劑。比起服用藥物而言能夠形成大量的卵子，提高懷孕機率。此外，ＡＩＨ則是取得丈夫的精液，利用Swim up法或**帕克爾法**，只挑選出良好的精子直接送入子宮，比起利用普通的性交方式而言能夠增加懷孕的機會。

頸管黏液分泌不良的女性、精子無法通過頸管黏液的女性，或是精子數為二千萬到四千萬／ml，屬於輕度的男性不孕者，一開始就可以進入步驟3，直接進行ＡＩＨ。

Parlodel

抑制催乳激素的分泌，使排卵週期恢復正常，同時也是高催乳激素血症的治療藥。空腹時服用會出現噁心、想吐、嘔吐等副作用，應該在飯後立刻服用。

ＨＭＧ

停經期女性的尿中抽出的腦下垂體性促性腺激素，可以代替由腦下垂體分泌的卵泡刺激素使用的強力卵誘發劑，用來治療重症無排卵。作用很強，但另一方面副作用也很強，可能使卵巢受到過度刺激而腫脹，產生劇烈腹痛，引起卵巢過剩刺激症候群。此外，一次可能會排出好幾個卵子，所以多胎率高達百分之二十～三十。

步驟3的期間以六個月到一年為標準。因此，從步驟1開始進行檢查到這個步驟已經將近二年。

到步驟3為止稱為一般性不孕治療，在一般診所也可以進行的不孕治療僅止於這個階段。

還很年輕、還有較高懷孕機率的人，可以稍微延長步驟3的治療時間。

但是，如果利用步驟3仍然無法懷孕時，則體內可能有抗精子抗體或是精子沒有受精能力，因此，必須進行最後階段的步驟4，進行抗精子抗體檢查和**倉鼠試驗**。

步驟4是進行體外受精或顯微授精的高度治療，這種程度的不孕治療，必須在擁有生殖醫療專家的不孕治療專門機構才能進行。

治療法因不孕原因的不同而有差別，通常當患者最初希望接受體外受精時，也不能立刻進入高度醫療，一定要按照步驟1，從初步階段開始循序漸進進行治療，儘可能以自然

HMG－HCG法

注射HMG七～十天，讓卵泡充分發育後再注射HCG促進排卵的方法。

Swim up法

選擇良好精子的方法之一。朝精液上方靜靜的注入培養液，在保溫箱中大約靜置三十分鐘，這時運動活潑的精子會聚集在上方，可以回收這些精子。

帕克爾法

利用類似精液或頸管黏液性質的帕克爾液，加入製造出濃度差的培養液，然後利用比重分離出良好精子加以收集的方法。

倉鼠試驗

將去除透明帶的倉鼠卵子和人類的精液混合受精，調查是否具有受精能力的試驗。

方式懷孕，這是我們醫生的想法。

各步驟的實際治療，依照下述方式進行。

女性接受的治療

◆因為頸管因子造成不孕的治療

頸管因子中，頸管黏液比較少的人，從排卵五天前左右（月經開始第十天左右）到排卵為止，必須內服卵泡荷爾蒙劑，增加頸管黏液的分泌，如果仍然無效屬於重症者，可以注射HMG使其分泌。

此外，頸管因子造成不孕的治療，廣泛進行的則是AIH。也就是分別選擇丈夫的精子，選出良好的精子，經由細管直接注入妻子子宮內的方法。

這樣就不需要通過子宮頸管，所以，頸管黏液分泌不良的人，且經由休納試驗發現精子很難通過的人，可以利用這種方法。

但是，ＡＩＨ當成一般不孕治療廣泛進行，懷孕率只有百分之五左右並不高。所以最多進行五到七次，超過這個次數再持續下去也無法期待效果出現。進行五到七次ＡＩＨ仍然無效時，就必須懷疑可能是其他原因引起不孕。

其他頸管因子，例如，衣原體或是陰道滴蟲等感染引起頸管炎時，就要進行這個治療。

此外，少數人是因為子宮頸管非常細。到了排卵時通常頸管黏液分泌後子宮頸管會稍微張開，但是，如果狹窄或出現黏連的人，必須使用器具擴張子宮頸管。

◆因為子宮因子導致不孕的治療

首先是形態異常，先天子宮畸形可以進行子宮形成術。

如果罹患子宮肌瘤時，可以經由手術只去除子宮肌瘤，進行**子宮肌瘤切除術**。

因肌瘤形成的位置或大小不同，有時不必切開腹部，可以從陰道取出，使用陰道式手術。

子宮肌瘤切除術

子宮肌瘤手術，留下子宮只去除肌瘤的手術。距離停經還有一段期間的年輕女性或是將來想生孩子的人，一般而言都會進行這種切除術。不過依肌瘤種類不同，有時不能進行切除術。此外，由於太小的肌瘤無法切除，因此手術後可能復發。

HCG　由人的胎盤絨毛製造出來的胎盤性促性腺激素劑。取代腦下垂體分泌的促黃體素使用，一般當成MG—HCG療法使用。

子宮內膜瘜肉可以利用內膜搔刮術，或是子宮鏡下進行手術去除。子宮黏連時可以進行黏連剝離或搔刮術。

其次因為黃體機能不全而子宮內膜無法增厚，無法順利著床的人，可以進行三種治療法。

一種是投予黃體荷爾蒙劑的方法，另一種是從排卵後到黃體期每隔二到三天注射一次HCG，使子宮內膜增厚，維持懷孕的方法。第三種則是，因為排卵誘發劑 Clomid 有促進黃體機能的作用，也可以服用。

◆輸卵管因子造成不孕的治療

輕微的輸卵管阻塞可以使用比較普遍的治療法，也就是輸卵管通水法。

使用滅菌生理食鹽水在排卵前進行。通水法的優點是門診可以輕易進行。但是，並非可以長期持續的治療法，大約進行六個月左右，如果無效時就必須採用其他方式，也就是進行輸卵管形成術，使輸卵管通暢，或是考慮體外受精。

另一種是選擇性輸卵管造影，也就是一邊利用X光造影，同時將器具插入輸卵管內擴張輸卵管的方法。如果是輕微閉塞，利用這個方法就能通暢。

輸卵管完全阻塞時的治療法，則是利用**顯微手術**進行輸卵管形成術與體外受精，到底應該選擇何種方法，專家們的意見分歧。

輸卵管形成術是切開阻塞的輸卵管內腔再縫合，切除疾病的部分，然後再連接起來使其通暢的手術。

致力於輸卵管形成術的醫生認為，與其輕易進行體外受精，還不如先進行疏通輸卵管的手術，達成自然懷孕比較好。

但是，建議進行體外受精的醫生則認為即使進行輸卵管形成術，不見得一定能使患者懷孕，而且因為性行為感染症等感染形成閉塞的人，出現同樣情況的可能性也很高，與其浪費時間進行輸卵管形成術，還不如進行體外受精的方法比較確實。

幾年前體外受精的懷孕機率比較低，以輸卵管形成術為

顯微手術

使用顯微鏡將微小的部分放大，一邊觀察一邊進行手術。由於各種精細器具和縫合線的開發，直徑一公釐左右的血管吻合術也可以進行。例如，眼睛、耳朵、肝臟、腦等各範圍都可以進行顯微手術。

主，但現在體外受精的技術提升，使得懷孕率提高，因此，接受輸卵管形成術的人，後來的懷孕率和接受體外受精者的懷孕率大致相同。

如果才二十來歲還很年輕時，或是還沒有考慮利用體外受精的方式懷孕時，可以先接受輸卵管形成術，向自然懷孕挑戰。但是，這種手術只有熟練的醫生才能進行，而且能夠進行手術的機構也有限，因此，今後的主流可能不是輸卵管形成術，而是體外受精。

到底應該選擇哪一種方式，必須和主治醫生商量，由夫妻選擇。實際上因為輸卵管因子造成不孕的人，目前百分之八十以上都接受體外受精。

◆由於卵巢因子造成不孕的治療

首先是卵巢腫瘤，基本上腫瘤大小為五～六公分以上時必須動手術。但是卵巢腫瘤有各種形態，從良性到惡性都有，診斷上非常困難。

如果是惡性腫瘤，必須立刻進行手術切除卵巢。

有一些是機能性卵巢腫瘤，黃體化未破裂卵泡逐漸增大，看起來好像是卵巢腫瘤，但這只不過是水積存而已，只要利用針刺入陰道抽除水分，就能完全恢復原狀，過一段時間後就會萎縮變小。

由於子宮內膜症導致卵巢形成巧克力樣囊腫，利用針刺陰道吸除血液等，再**注入酒精的治療法**，就不需要切開腹部。

過去只要發現罹患卵巢腫瘤，即使對尚未生產的女性也會進行手術切除卵巢，不過最近考慮接下來的懷孕問題，而儘可能保存卵巢。

進行不孕治療的醫生應該非常了解這一點。如果罹患卵巢腫瘤時，不要匆忙進行手術，稍微觀察情況比較好。但是一定要妥善接受各項檢查。

◆多囊泡性卵巢治療法

卵巢因子造成的不孕症中，罹患多囊泡性卵巢的人很多，

注入酒精法

利用注射針吸取卵巢的內容液，將酒精注入卵巢中，使卵巢膜固定，再度吸出，是一種溫存療法。最近在婦科當成因子宮內膜症引起的巧克力樣囊腫的治療法使用。但可能會復發，只有在想要趕緊懷孕時才進行這種方法。

成為不孕治療的一大問題。

多囊泡性卵巢是指荷爾蒙異常引起的排卵障礙。卵泡雖然成長到某種程度的大小，但卵巢的皮增厚，所以卵子無法飛出。

治療法是在月經過後第五天，服用排卵誘發劑 Clomid 促進卵泡發育，如果無效時再注射強力排卵誘發劑HMG。

Clomid 會作用於腦下垂體，所以作用比較溫和，HMG則直接刺激卵巢促進排卵，所以效果非常強，大部分的人都能藉此而排卵。

但是，罹患多囊泡性卵巢的人一旦注射HMG時會產生反應，培養出許多卵泡，但是因為無法順暢排卵，所以只是水積存造成卵巢腫脹。這就是最近成為問題的卵巢過剩刺激症候群（OHSS）。尤其罹患多囊泡性卵巢的人，很容易出現卵巢過剩刺激症候群。

不久前，會進行卵巢楔狀切除術，將卵巢切成楔狀，或是使較厚的皮受傷，較容易引起排卵的方法。但這個方法由於一到二個月之後切開的傷口會再度癒合，因此，最近不再使用這種方法。

◆由於腹膜黏連造成不孕的治療

腹膜黏連是因為腹膜炎等發炎，以及子宮內膜症等而造成的。這時可以利用腹腔鏡手術或是進行剖腹手術去除黏連。容易引起沾黏的原因，體質也會造成某種影響，進行手術後可在腹腔中放入**沾黏防止劑**預防再度黏連。

罹患子宮內膜症時，同時必須利用荷爾蒙劑進行治療。

◆排卵障礙造成不孕的治療

最初使用比較溫和的口服排卵誘發劑 Clomid 等促進排卵。如果無效時則採用注射方式，使用強力的ＨＭＧ。

此外，還有月經週期誘發法。也就是機械性投予卵泡素與黃體素引起月經的方法。先天性無月經的人持續四到六個月進行這種方法，刺激腦下垂體可能會引起自然排卵。但是，必須

黏連防止劑

為了防止黏連，手術後注入的藥物。是以副腎皮質荷爾蒙劑、軟骨素硫酸、醋酸纖維素等為原料製成。

耐心的持續進行這種治療，所以只有年紀較輕還有餘裕的人才能進行這種治療。

男性接受的治療

◆造精機能障礙的治療

男性不孕症中程度較輕微的不孕，是精子數為一千萬到四千萬／ml左右的人，大致有三種治療法。包括荷爾蒙療法、荷爾蒙以外的藥物治療法以及手術療法。

荷爾蒙療法包括內服或注射ＨＣＧ、ＨＭＧ、Clomide、Parlodel 等荷爾蒙劑的方法。精子受到這些荷爾蒙的影響，調整荷爾蒙平衡，就能改善精子數及運動率。

但是，在精巢成為精子根源的細胞製造出精子來需要七十天，因此至少要服藥三個月，而且不見得百分之百有效。

荷爾蒙以外的治療法就是促進血液循環，促進製造精子過程的方法。包括各種血液循環促進劑或是使血管恢復年輕作用

補中益氣湯

容易疲倦、東西吃得較少、比較沒元氣的人可以使用。可以改善虛弱體質，此外，用來治療夏日消瘦、食慾不振、胃下垂等。

八味地黃丸

中年以後的人，腎臟、性器等機能衰退時可以使用。除了治療腎臟疾病、夜間頻尿外，也用來治療膀胱炎、腦溢血、高血壓、動脈硬化、糖尿病等。

牛車腎氣丸

手腳冰冷、容易疲倦、尿量太多或太少、口渴時可以使用。對於下肢痛、腰痛、發麻、排尿困難、頻尿、浮腫、精力減退等有效。

的維他命E等。

但是，不管哪一種方法，都是沒有其他有效手段時才可以進行的治療法，所以遺憾的是，不見得出現顯著效果。

漢方藥物也包括在非荷爾蒙療法中。據說能夠提高精子運動率的漢方藥包括**補中益氣湯**和**八味地黃丸**；改善精子數的則是**牛車腎氣丸**等，這些改善率為百分之三十到五十。

此外，還有精索靜脈瘤和**停留睪丸**、**陰囊水腫**、疝氣手術的後遺症等造成造精機能障礙，必須動手術去除障礙原因。但是這些手術無法得到極大的效果。例如，精索靜脈瘤接受手術者中三人只有一人能夠改善。

以往對於男性不孕進行的治療法，屬於「盡人事聽天命」的方法，只是讓人稍微安心的治療而已。

但是，近二到三年利用顯微授精（參考一〇九頁）的劃時代治療法急速普及，因此想要擁有孩子者的機會增加了。所以，還是不要放棄希望。

精子數為一千萬到四千萬之間的人，可以嘗試一般的不孕治療。在一千萬以下的人如果用一般的不孕治療無法懷孕，最好一開始就接受顯微授精。最近，進行精索靜脈瘤等的手術，即使精子數稍微增加，但是不見得能夠確實懷孕，因此有些人一開始就接受顯微授精的方法。

造精機能障礙造成的男性不孕，以顯微授精為治療的主流，已經不再使用以往的手術療法了。

◆輸精管通過障礙的治療

停留睪丸或疝氣手術等使得輸精管被綁住，或是尿道下裂等先天異常、細菌感染等，是造成輸精管通過障礙的原因。此外因為意外事故使得輸精管受傷，或是曾經進行**結紮手術**的人都符合這個項目。

如果是細菌感染，一般使用抗生素進行治療。

其他的輸精管通過障礙，必須在泌尿科進行手術。包括將切斷的輸精管再吻合，目前在顯微鏡下進行的顯微手術技術非

停留睪丸（停留精巢）

原本出生時應該下降到陰囊內的精巢（睪丸），在出生後依然停留在腹部或腹股溝部。出生後一年內常都能夠下降，但沒有下降時在三～四歲之前要進行手術。如果一直放任到長大成人，可能會發生睪丸腫瘤。

陰囊水腫

陰囊內、精巢周圍的睪丸鞘膜腔有液體積存的疾病。陰囊腫大，由於重量感增加，會產生不快感，通常不會感覺疼痛。原因包括先天性原因或精巢、睪上體發炎及腫瘤等。

結紮手術

切開精子的通道，將輸精管結紮起來，讓精子不會到達精液中。是對男性進行的避孕手術。

常發達，因此成功率比較高。一旦成功就可以自然懷孕。

但是，這時即使利用手術疏通輸精管，不見得就一定能夠懷孕。最近也進行精巢上體精子回收法這個方法。例如，精液內沒有精子，但是精巢能夠正確製造精子，確認精巢上方的精巢上體（副睪丸）有精子時，可以用針刺直接取出精子，利用手術取出，接下來再進行體外受精或顯微授精。

◆無法性交的治療

由於最新醫療的進步，解救了許多男性不孕症患者，但是目前剩下的問題是無法性交的人。第三章中曾經敘述過，最近由於壓力原因，都會型陽痿造成的不孕有顯著增加的傾向。以往這些人可能比較少，這是因為沒有機會將這些事實揭露出來罷了，但近年來於不孕治療盛行，才了解這些實態。

令人諷刺的是，不孕治療本身也可能會造成陽痿。像休納試驗必須進行性交，因為這個關鍵，導致不能勃起的男性也不少。

這些人大都是很想要孩子，可是卻無法進行重要的性交，不知道應該到何處進行諮商，感到非常煩惱。或是根本就已經放棄擁有小孩的念頭。

這些人需要泌尿科，以及進行心理諮商的精神科攜手合作進行治療，遺憾的是，到目前為止能夠利用這種體制進行治療的機構非常少。

大學醫院中的泌尿科可能設置陽痿門診，此外，精神科以及專攻男性不孕症的機構，也應該備有處理這類患者的諮商人員，最好前往這類場所進行諮商。

最能提高懷孕率的是性交時機指導

不孕治療必須按照步驟循序漸進，逐漸變成高度治療。實際上到底何種治療法能夠展現效果，能夠提高懷孕率的是性交的時機指導。

次頁圖表是日本枥木縣某所高度醫療技術研究所中央診所

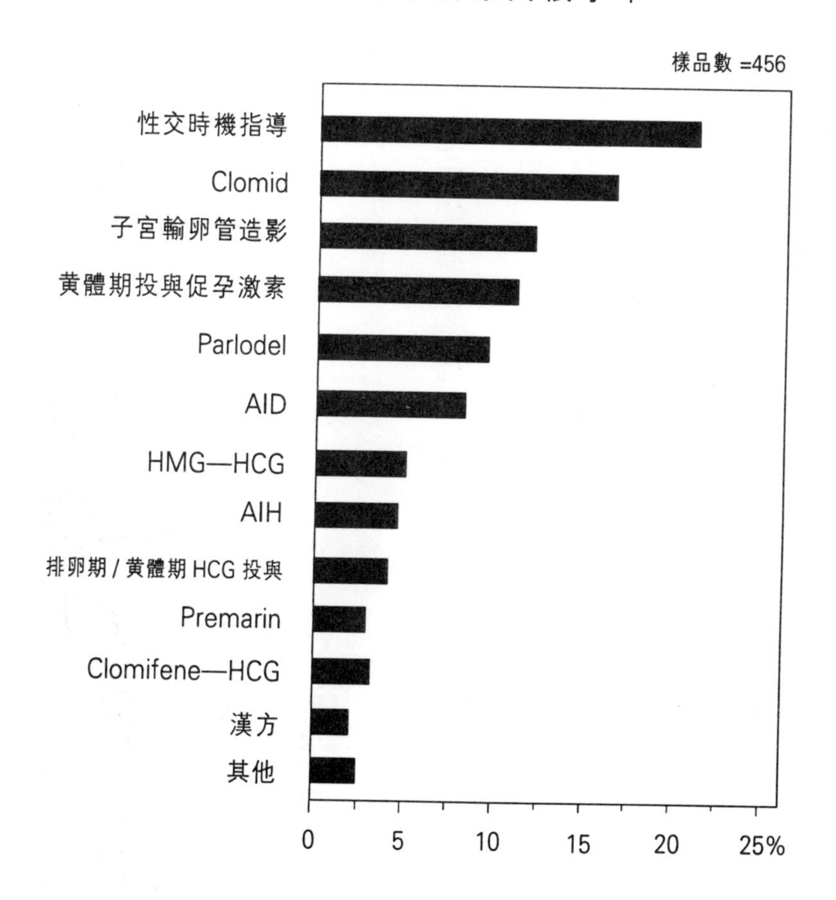
不孕治療與懷孕率
樣品數 =456
性交時機指導
Clomid
子宮輸卵管造影
黃體期投與促孕激素
Parlodel
AID
HMG—HCG
AIH
排卵期 / 黃體期 HCG 投與
Premarin
Clomifene—HCG
漢方
其他
0
5
10
15
20
25%

調查接受一般不孕治療而懷孕的患者，結果發現利用超音波監控預測排卵日，指導掌握性交時機，在步驟1階段就有百分之二十二的人懷孕。排名第二位的則是服用輕微排卵誘發劑Clomid的人。第三項則是接受子宮輸卵管造影的人。

一般人認為接受高度醫療的人懷孕機率比較高，但實際上光是接受這些初步的不孕治療，就有許多人懷孕。只要知道排卵日，把握機會進行性交非常重要。

不孕症的漢方治療

雖然體外受精等高度醫療非常普及，但是對於這些治療產生抵抗感，希望自然懷孕的人也很多。這些人比較偏好的治療法是漢方治療。

漢方藥雖然有副作用，但是自古以來就證實其安全性，比起合成藥而言效果比較溫和，因此大家能夠毫無抵抗的服用。但是比較九十七頁的圖表就可以了解，利用漢方治療而懷孕的

當歸芍藥散

治療不孕症經常使用的漢方藥。能去除瘀血，治療手腳冰冷、貧血、月經不順、月經困難症、腹痛、全身倦怠感、疲勞感等症狀。

人機率不到百分之二，與其他治療法相比，機率非常低。

漢方藥的確具有調節荷爾蒙作用，所以排卵障礙或機能性不孕的人，可以藉由漢方藥調整荷爾蒙平衡而容易排卵，形成容易懷孕的狀態。

此外，我對於手腳冰冷症、神經症、失眠症以及其他不定愁訴的人，也會開一些漢方藥處方。漢方藥還有另外一項優點，就是即使懷孕還能繼續服用。

調節荷爾蒙，具有誘發排卵作用的女性不孕症漢方藥處方，包括**當歸芍藥散**、**加味逍遙散**、**桂枝茯苓丸**、**溫經湯**等。

但是，想要光靠漢方藥治療不孕是錯誤的想法。不孕症有各種促成因子，尤其輸卵管阻塞的人，即使服用漢方藥調整荷爾蒙平衡，也不可能懷孕。漢方藥一定要併用化學療法及其他療法。

加味消遥散

虛弱體質、肩膀痠痛、容易疲倦、精神不安定的女性，因爲更年期障礙、月經不順、流產等原因引起神經症狀等可以使用。

桂枝茯苓丸

腹部出現壓痛感、子宮及其附屬器官發炎、子宮內膜症、月經不順、月經困難症、卵巢炎、輸卵管炎、更年期障礙等使用這種物質都有效。

溫經湯

用來治療手腳發燙、嘴唇乾裂的人之月經不順、月經困難症、足腰寒冷、更年期障礙及失眠等。

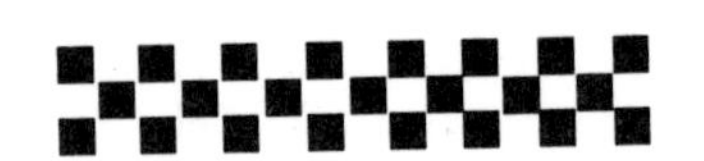

第六章

高度醫療（體外受精、GIFT法、顯微授精）為不孕治療的革命

體外受精

◆接受不孕治療者百分之六十採用體外受精法

世界最初的體外受精兒露易絲，一九七八年誕生於英國。這個消息震驚全世界，不過對一般人而言，體外受精好像是與自己無緣的遙遠世界話題。但是將近二十年後，日本也開始進行體外受精，利用高度醫療的方式已經促使一萬五千名嬰兒誕生。

不僅如此，目前更進一步在許多機構都可以進行顯微授精。不孕治療技術日新月異。

但是，十年前只有少數人接受體外受精這種特殊治療。根據高度醫療技術研究所中央診所，為接受不孕治療的患者進行調查，發現光是進行一般的不孕治療而懷孕的人，佔全體的百分之四十多。剩下的百分之六十弱患者，利用一般的不孕治療法無法懷孕。

這些人幾乎都在下一個步驟進行體外受精或顯微授精。也就是說，接受不孕治療的人，現在有百分之六十接受體外受精或顯微授精，所以這些治療並不是特殊治療。

所謂體外受精是精子和卵子在體外受精，開始分裂的受精卵再回到子宮中的方法。正確的說法是，體外受精・胚移植法（ＩＶＦ・ＥＴ）。

◆體外受精以哪些人為對象

體外受精的對象包括：

①利用輸卵管造影，明顯發現輸卵管阻塞的女性。

Suprecur 主要用來治療子宮內膜症的藥物。具有和丘腦下部分泌的促性腺激素釋出激素相同的作用，作用於腦下垂體，抑制卵泡素的分泌，使卵巢暫時無法發揮作用。在一定期間能使月經停止，抑制子宮內膜症增殖。

②經過二～三次精液檢查，結果為極度缺乏精子症的男性（一千萬／ml以下）。

③具有抗精子抗體的女性（免疫性不孕症）。

④即使持續一般的不孕治療卻無法懷孕，原因不明的不孕症患者。

其中除了④以外的人，可以省略一般的不孕治療，最初就接受體外受精。

◆體外受精的方法

體外受精是按照排卵誘發→採卵、採精→媒精→受精→胚移植→著床的順序而進行。

排卵誘發　先使用鼻子噴霧劑Suprecur等荷爾蒙劑。這是避免不成熟卵子加速排卵的藥物。

月經第三到六天開始注射排卵誘發劑ＨＭＧ，到排卵為止的七到十天每天持續注射。

當卵泡成熟為直徑二公分時開始採卵。最後則注射促進排卵的HCG（胎盤性促性腺素）（HMG－HCG法）。注射後過了三十四小時進行採卵。例如上午九點注射HCG，第二天傍晚七點就要採卵。

為了檢查卵泡的發育狀況，這段期間內每隔三天利用超音波觀察卵泡。

採卵　在經陰道超音波的發振器上安裝針，由陰道插入，在子宮最薄的部分用針刺陰道圓蓋，接近卵巢，利用超音波看監控器，然後將卵泡液和卵子一起吸出。左右卵巢平均採取十個卵子。

採卵大都要進行全身麻醉，但是，有些機構在卵子的數目較少時不進行麻醉。採得的卵子必須先洗掉周遭的顆粒膜細胞，選擇好的卵放入培養液中，再放入三十七度的保溫箱中擺幾個小時使其成熟。

採精　這段期間必須採取丈夫的精子、洗淨，同時利用Swim up法或帕克爾法（參考八十二頁）選擇很有元氣的精

採卵

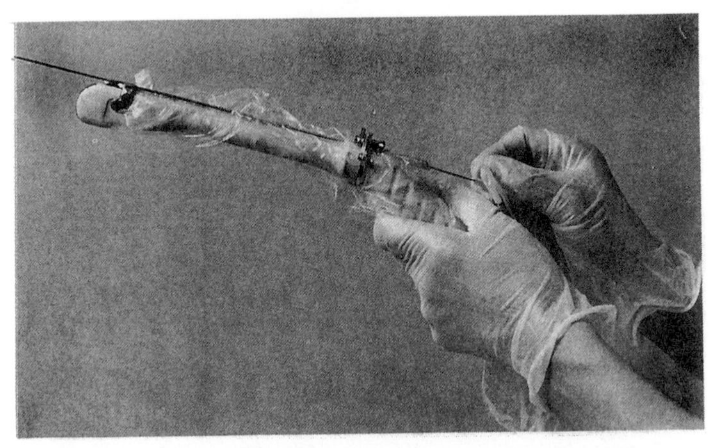

利用經陰道發振器確認卵泡位置，同時利用安裝好的針進行採卵。

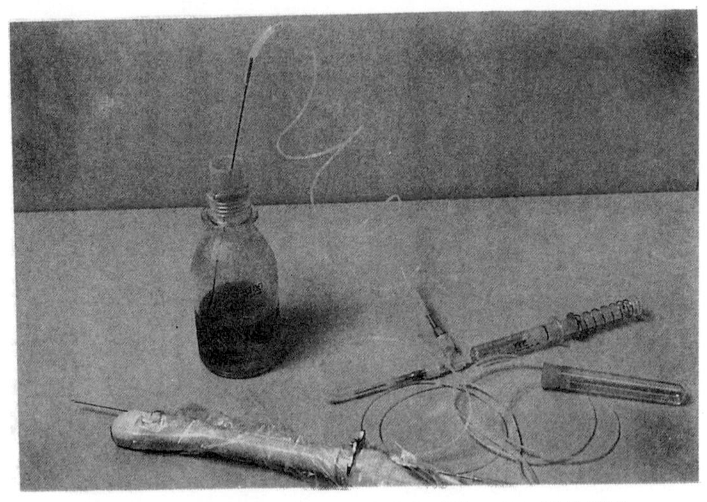

採卵使用的一套器具。送入瓶中的培養液，另一邊的管子則可以吸取卵子及卵泡液。

（高度醫療技術研究所·中央診所）

利用經陰道發振器採卵

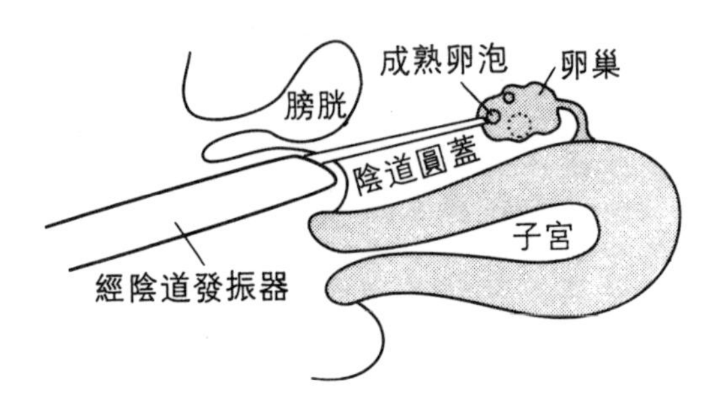

胚移植的兩種方法

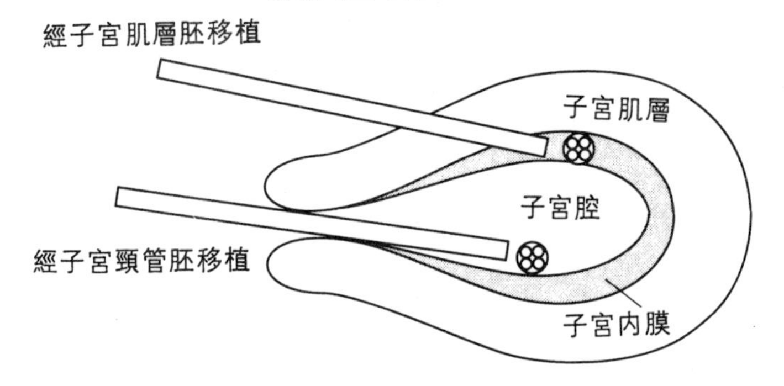

子。

媒精 將卵子和精子一起擺入容器中。

受精 精子侵入卵子中受精。受精卵在四十八小時內分裂為四細胞。

胚移植 用直徑約二公釐的細小管子吸取受精卵，必須注意避免引起出血，然後移植到子宮內（經子宮頸管胚移植）。為避免多胎妊娠，因此移植的受精卵最多只有三個，移植到

子宮後屈

子宮通常會朝向腹側輕微傾斜，也就是前屈，但若相反的朝向背側傾斜，則稱爲子宮後屈。以前被視爲不孕症或習慣性流產的原因，因此會進行矯正位置的手術。但現在一般人的意見認爲後屈與不孕或流產無關。

同一場所。過程不痛不癢，幾分鐘就結束。

此外，為了提升懷孕率，用注射器將受精卵移植到子宮內膜的方法（經子宮肌層胚移植）也不錯。但實際的懷孕率和經子宮頸管胚移植沒有差距，不過因為**子宮後屈**等而用普通的方法很難進行胚移植的人，可以使用這個方法。

著床　然後經由尿液和血液檢查是否懷孕，同時利用超音波觀察胎兒數目和發育狀況。

GIFT法（配偶子輸卵管內移植法）

將卵子和精子取出到體外進行體外受精，這個步驟相同，但是一併將其移植到輸卵管內的就是GIFT法。

受精還是在人類的輸卵管內才算是最理想的環境，GIFT法與體外受精相比確實能提高懷孕率。經由GIFT法的懷孕率全國平均為百分之三十一·八，日本中央診所則認為是百分之五十，懷孕率非常高。流產率也比體外受精更低。

但GIFT法並不是任何人都能施行。必須以輸卵管正常為前提條件。此外，丈夫的精子數如果不到一千萬／ml以上，利用這個方法無法懷孕。

一些原因不明的機能性不孕症者，或是罹患輕度子宮內膜症等疾病的人，如果輸卵管功能仍然維持正常時，使用IFT法比體外受精更好。

但是，進行GIFT法在技術上非常困難，不習慣的醫生無法進行，遺憾的是現在已經很少進行這個方法了。

◆GIFT法的方法

排卵、採精都和體外受精相同。當天早上採得的卵子和經過處理的丈夫的精子放在培養液中混合，利用細小的管子吸取後放入輸卵管繖內，移植到輸卵管腹壺部。

手術包括切開腹部進行的剖腹式，以及利用腹腔鏡下監控畫面進行的方法。

剖腹式是將子宮底部也就是陰毛生長的地方，橫切三到四

體外受精與 GIFT 法

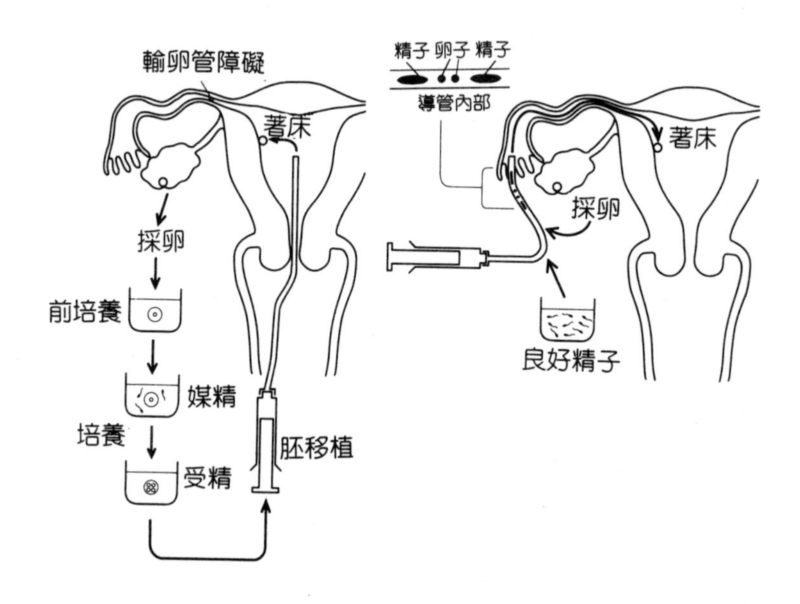

體外受精的情況
GIFT 的情況
輸卵管障礙
著床
採卵
前培養
媒精
培養
受精
胚移植
精子 卵子 精子
導管內部
著床
採卵
良好精子

公分，打開腹部。輸卵管大都隱藏在子宮後側，找出輸卵管，利用小鑷子夾出，就可以看到輸卵管繖。然後將混合的精子與卵子放入輸卵管中。

這時，也可以發現利用輸卵管造影等檢查無法得知的輸卵管繖畸形等問題。

為了盡量增加懷孕機會，將受精卵移植到左右兩側的輸卵管內。但數目太多時有可能造成多胎妊娠，因此每次只放二個。進行這個手術需要住院四天。

如果進行腹腔鏡手術，方法是在肚臍下方打開寬約一．五公分的洞，或在腹部兩側一處開一個洞，將腹部的皮膚往上拉起，一邊監控畫面一邊進行。

這個手術不需要切開腹部，能縮短住院時間，但是視野狹隘，反而要花更多時間進行手術。所以，想要仔細觀察腹部的狀況確實進行手術，還是進行剖腹式手術較好。

顯微授精

到取出精子與卵子為止，與體外受精和ＧＩＦＴ法相同。培養數小時後一邊用顯微鏡觀察，同時以人工方式將精子放入卵子中使其受精。

顯微授精對於男性不孕能夠發揮威力。精子數為一千萬／ml以下的人，即使進行體外受精也很難懷孕，因此成為顯微授精的對象。

極言之，一個卵只用一個精子，就理論上而言可以進行顯微授精。但是目前著床率為百分之二十。

◆顯微授精的三種方法

顯微授精使用①在卵的透明帶挖洞，讓精子容易進入的「透明帶開孔法（ＰＺＤ）」；②利用細小的玻璃針將幾隻精子放入透明帶與卵子的縫隙間「圍卵腔內精子注入法（ＳＵＺＩ）」；③將一隻精子直接放入卵子中的「細胞質內精

顯微授精的三種方法

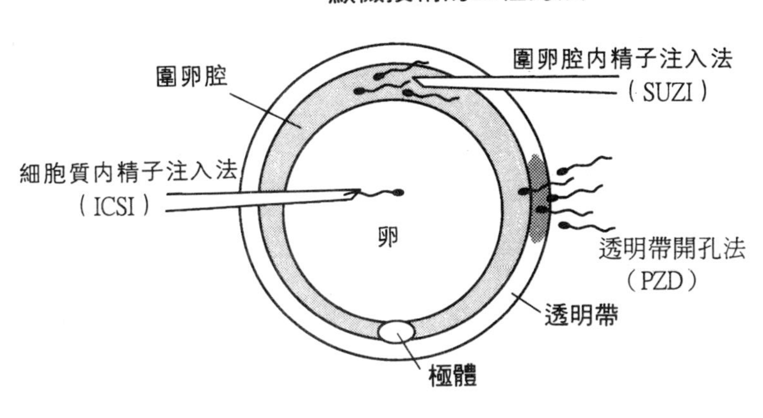

子注入法（ＩＣＳＩ）」這三種方法。

目前顯微授精幾乎都是採用③的ＩＣＳＩ法。

①的透明帶開孔法，卵的透明帶太厚太硬、精子很難進入的人可以使用這個方法，此外，還有利用雷射切開透明帶的方法。這個方法比使用玻璃針更迅速，而且傷口較好看，安全性更高。但是，這個方法需要某種程度的精子數，精子數較少的人就不適合採用這種方法。

◆精巢內精子的顯微授精

輸精管並沒有閉塞，但是精液中完全沒有精子的無精子症者中，約百分之十～二十的精巢（睪丸）內有精子。採取一耳杓這個精巢內的組織，從中取出精子，然後用這個精子進行ＩＣＳＩ。

這個方法最近才開始進行，事實上利用精巢內精子已經有嬰兒誕生了。

對於男性不孕者而言，泌尿科醫生可能沒有注意到這個問題，因此造成不孕治療持續進行。

精子在精巢內成為精子之前有各種階段的細胞。精子是經過前期精子細胞→後期精子細胞→精子才成熟。日本不孕學會曾經嘗試使用前期精子細胞進行顯微授精。

使用前期精子細胞時，必須給予卵子刺激以促進受精，然而這些刺激對後來的胚胎分裂等會造成何種影響，目前不得而知。如果用後期精子細胞就沒有問題了。

在其他國家利用前期精子細胞也已經誕生嬰兒，日本關於這方面的研究也很進步，相信不久後就會有這種嬰兒誕生。

雖然完全沒有精子，以往必須放棄擁有孩子的這些人，現在都能擁有孩子了，所以顯微授精是劃時代的治療法。即使被診斷為無精子症也不要放棄，可以檢查精巢內是否有精子。手術方法非常簡單，短時間就能結束。

◆顯微授精（ＩＣＳＩ）的安全性

最初開始使用顯微授精，是用針刺入卵子，直接將精子注入的ＩＣＳＩ，令人擔心可能會使卵子核的ＤＮＡ受損。但是根據一項外國發表的研究結果，經由顯微授精生下的孩子，不論身高、體重的發育都在發達曲線的正常範圍內，運動機能、精神發育方面也沒差異，與自然懷孕生下的嬰兒完全相同。

出生嬰兒的畸形率和自然懷孕生下的嬰兒也相同。

精子、受精卵的凍結保存

現在凍結技術提升，使用排卵誘發劑一次可以取得十個以上的卵子，如果利用體外受精或顯微授精能夠順利受精時，進行胚移植後殘留的受精卵可以凍結保存。如此一來，使這次著床失敗，下一次還可以取出凍結的受精卵進行胚移植，對患者而言經濟、肉體方面的負擔都能減輕。

此外，重症的男性不孕，由精巢上體取得精子，或是由精巢組織取得精子的人，取出的精子進行凍結保存，可以使用好

（高度醫療技術研究所‧中央診所）

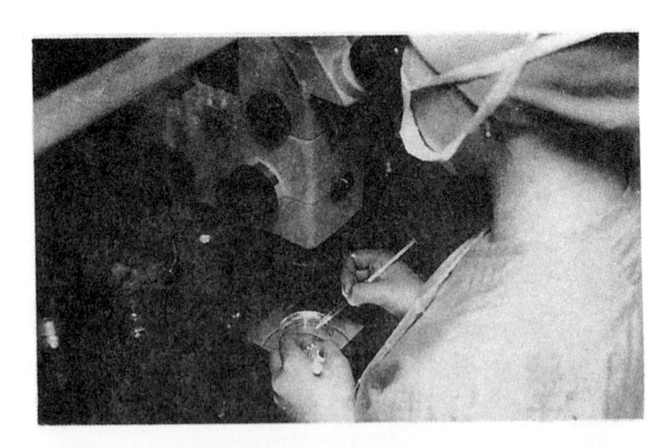

①採卵後的卵子，
去除周圍附屬物，
處理乾淨。

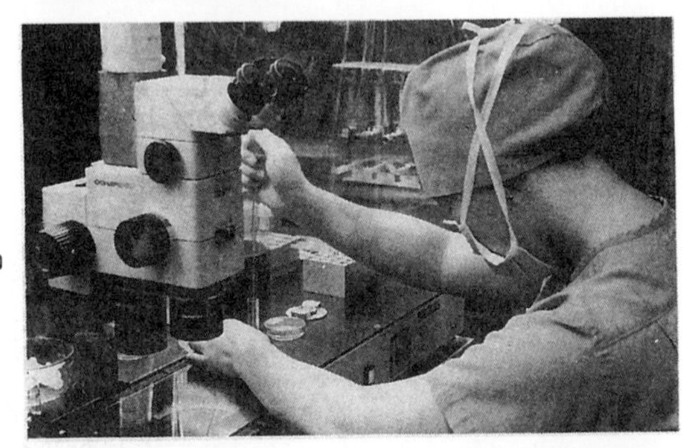

②由丈夫的精液中
回收良好的精子。

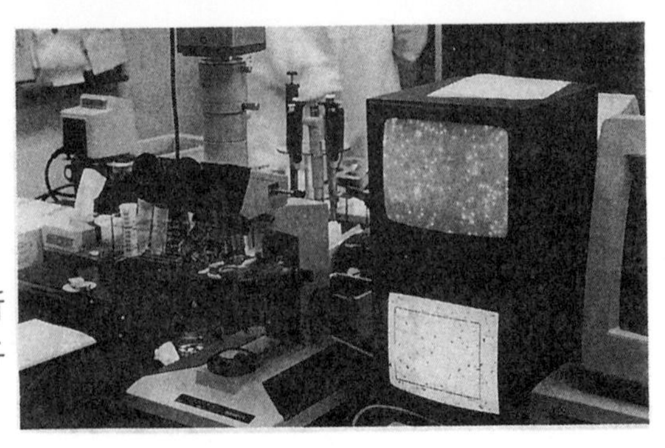

③使用精子自動分析
裝置，瞬間了解精子
的數目和運動率。

ICSI 的實況

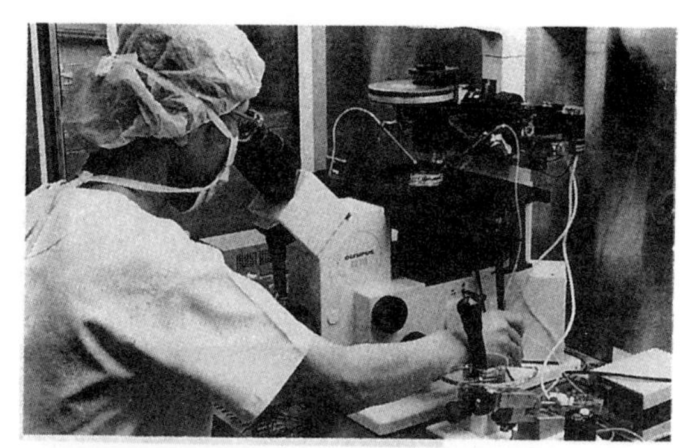

④一邊觀察顯微鏡一邊進行顯微授精（ICSI）。

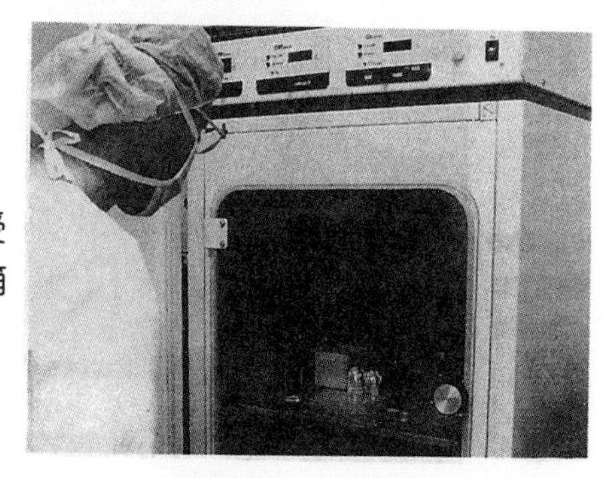

⑤將卵、精子或受精卵等放在保溫箱中使其成熟。

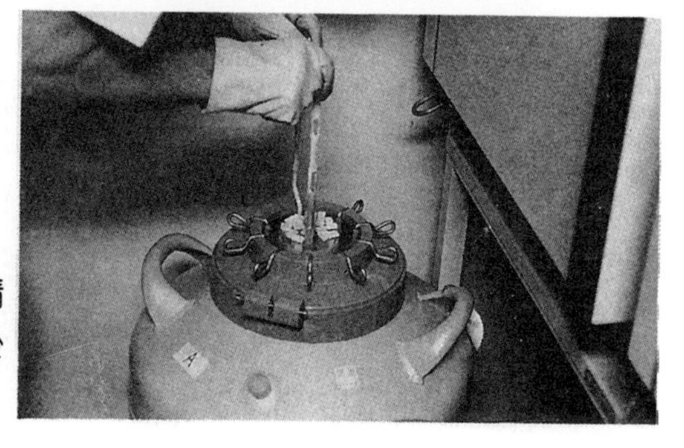

⑥如果事先冷凍精子和受精卵，以後也可以使用。

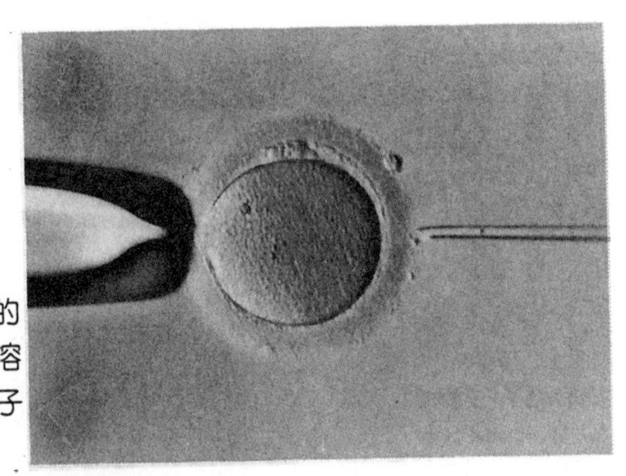

採卵後，卵子周圍的卵丘細胞利用酵素溶化，然後將1個精子注入卵子中。

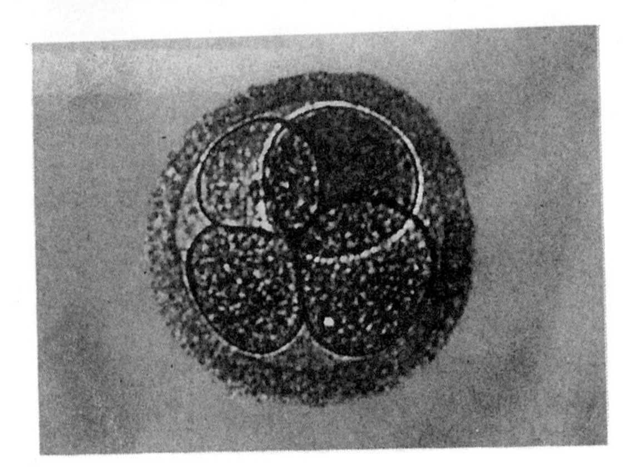

利用ICSI受精、分裂的胚胎。

幾次。精子可以半永久保存。

排卵誘發劑的副作用問題

體外受精、ＧＩＦＴ法、顯微授精等儘可能排出大量卵子以提高成功率，因此，使用排卵發劑比自然排卵更好。但是，排卵誘發劑中具有強力作用的ＨＭＧ可能會引起卵巢過剩刺激症候群，甚至有人因此而死亡，因此使患者產生很大的不安。

先前已經敘述過，ＨＭＧ是腦下垂體性促性腺激素，會直接作用於卵巢，使許多卵子成熟的作用。

容易產生症狀的時期是持續注射ＨＭＧ的時候，或是在最後注射促進排卵ＨＣＧ，或是在懷孕後。大約百分之十五的人會發生卵巢過剩刺激症候群。

代表性症狀有三種：第一是腹水積存、腹部膨脹、無法排尿、體內鉀過剩；第二種是血液變濃容易凝固，形成**血栓症**；第三種是腹水容易積存在胸部，引起呼吸障礙。

血栓症

血液凝固而阻塞血管稱爲血栓症。因爲排卵誘發劑的副作用，腹水和胸水積存時，血液中的水分和蛋白質也會露出，使得血液的濃度變濃，容易凝固。出現在腦就會造成腦梗塞、出現在心臟就會造成心肌梗塞。

很少成為重症，但是，只要使用排卵誘發劑，無可避免的，有可能造成卵巢過剩刺激症候群。特別容易發生的人屬於容易形成大量卵子的多囊泡性卵巢的人。

所謂多囊泡性卵巢，卵子連接成好像項鍊一樣，看起來好像鹽漬鮭魚子似的。醫生告知「卵巢中有很多卵子」的人，大都是年紀較輕的人。此外，根據外國的研究報告，吸煙的人也容易出現這種症狀。

醫生面對擁有很多卵子的人，會小心謹慎進行治療。此外，也會測定血液中的卵泡素值，數值較高時就必須注意，必須停止採卵。

處於中間值的人，最後注射ＨＣＧ，採取全部的卵，進行體外受精，製造好的胚胎進行冷凍保存，去除因為副作用造成的症狀，等到恢復正常週期之後再移植。

配合個人狀態謀求各種對策。最重要的一點就是必須前往能夠確認這些對應之道的機構進行治療。當然如何分辨很困難，治療之前妥善進行副作用方面的**諮商、說明及徵求同意**，同時治療中妥善進行追蹤的機構，就值得信賴。

進行不孕治療當然有一些危險性，只要好好管理一定能夠度過危險。

諮商、說明及徵求同意

醫師要對患者充分說明疾病的程度和治療法，取得患者同意之後再進行治療。

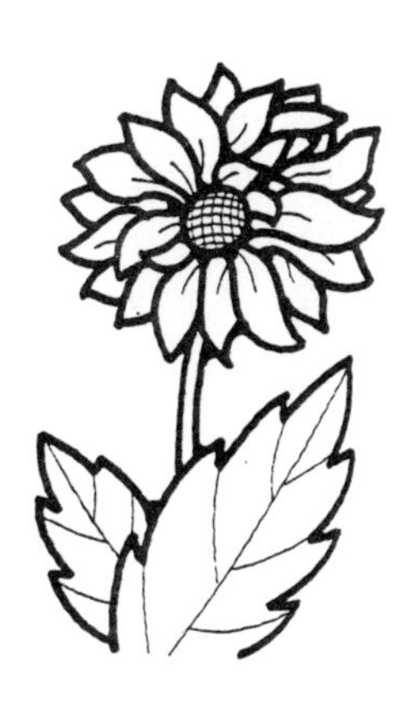

不育症與續發性不孕症

◆不育症的原因與治療

懷孕好幾次都反覆流產稱為習慣性流產，現在流產三次以上就稱為不育症，成為治療的對象。但，事實上持續兩次流產時，大部分人都會懷疑是否為不育症而感到不安。

造成不育症的原因非常多，包括子宮畸形、子宮頸管無力症等子宮異常，還有夫妻的染體異常或胎兒染色體異常，丈夫罹患感染症、免疫學異常等各種原因。首先，必須檢查是否有這些原因，只進行這些檢查就需要花一個月的時間，費用也頗高。

此外還包括丈夫是否罹患梅毒、肝炎、衣原體、**愛滋病（HIV）**、**ATL（成人T細胞白血病）**等感染症。

檢查結果如果沒有符合的項目，則可能是母子之間的**組織適合抗原（HLA）**異常造成的。

愛滋病（HIV）

後天性免疫缺乏症候群。是由人免疫不全病毒（HIV）引起的疾病。掌管免疫的淋巴球受到感染，使得身體的免疫機能減退。除了性行爲外，也會因爲受到病毒污染的血液或非加熱血液製劑而造成感染。感染力雖然很弱，但是一旦感染可能在數年內發病，百分之五十的人在數年內會死亡。

ATL（成人T細胞白血）

淋巴細胞的一種，T細胞增殖的急性白血病。目前已知是由病毒感染而引起，其中一部分的人在四十歲以後發病。感染途徑目前不明，據說可能是母乳或性交造成感染。

組織適合抗原（HLA）

好像白血球的血型一樣。爲避免因爲臟器移植等而產生排斥反應，所以臟器以提供者與接受者的組織適合抗原類似爲前提條件。懷孕的情形則完全相反，如果HLA型類似，就會造成流產。如果是這種原因造成的不育症，可以藉著淋巴療法製造遮斷抗體。

懷孕是胎兒這種異物住宿於母體內，原本利用免疫排除異物，但是為了保護胎兒，某種遮斷抗體會發揮作用，能夠抑制母體的免疫能力。這個遮斷抗體因為某種原因而降低時，母體就會拒絕胎兒而造成流產。

這種情況必須進行淋巴療法，必須注射丈夫或第三者的淋巴球當成抗原，以人工方式形成遮斷抗體，這個淋巴球會受到感染症的影響，因此，必須特別詳細檢查丈夫是否罹患感染症。如果發現感染症時，則必須使用第三者的血液。

取得丈夫的血液，從血液中得到淋巴球，在懷孕前每隔二週總共進行四次，懷孕五到七週時還要進行一次，總計對妻子進行五次體內注射。這個淋巴療法對於原因不明的流產，反覆二～三次以上的人百分之七十到八十都有效。

◆續發性不孕症的原因與治療

生下一個孩子，想再生第二胎卻無法懷孕的續發性不孕症（第二胎不孕）最近非常明顯。與完全沒有懷孕經驗的人相比，曾懷孕一次的人會安心的認為「既然有一個孩子，當然立刻就能有第二個孩子」。

但是，等到真正想要孩子的時候反而沒有孩子，這時的焦躁當然非常嚴重。

有了一個孩子後不能保證一定有第二個孩子。因為生第一個孩子時與目前的狀況可能完全不同。

例如，以前罹患輕微的子宮內膜症，症狀不斷進行，隨著年齡增長荷爾蒙分泌不順暢，原本就有不孕傾向，但在第一胎時還很幸運的懷孕了，可是因為丈夫的精子狀態不良等理由，都可能導致無法懷第二胎。

續發性不孕症的治療法與一般的不孕症相同。夫妻一開始就要接受檢查，調查原因。已經生下第一胎者的年齡大都比較高，想再生育第二胎時就必須儘早接受治療。

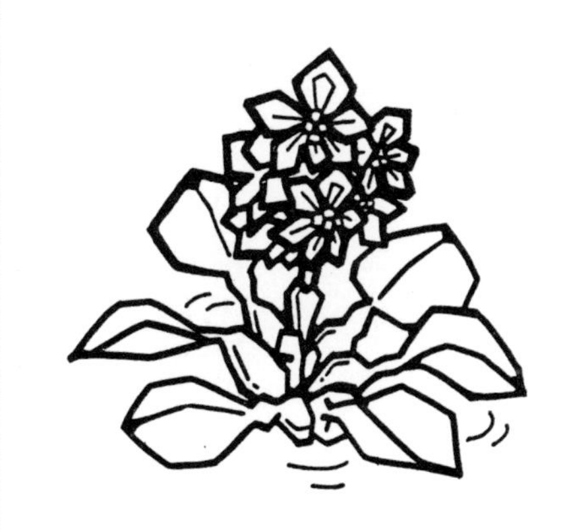

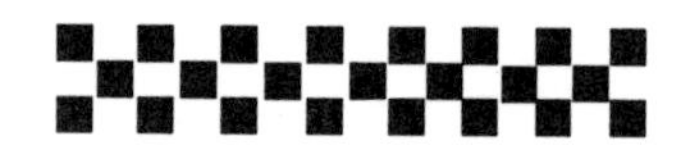

第七章 不孕症者的心靈照顧非常重要

難以言喻的心理煩惱

不孕症在許多疾病中排名第七百名。也就是幾乎不被視為一種疾病。患者的外表的確很健康，從他人眼中看來並不是病人，但是大都會引起心病，所以也具有嚴重的問題。

不論是不孕症治療者或接受治療者，都只注意到懷孕的問題，這是很自然的事情。但另一方面，擁有不孕煩惱者的精神面照顧經常被忽略，這卻是很大的問題點。

體外受精或顯微授精，這些最尖端的不孕治療法是在這幾年才開始的。顯微授精在日本只有二～三年的歷史。在這些技術開發之前，不孕症的人等到時間到了只好放棄。五十或六十歲層時沒有孩子的夫妻，有很多人都接受了自己不孕的事實。但是現在情況不同了，只要自己願意，可以逐步接受更高水準的醫療，也就是說與以前相比，界限寬廣多了。

換言之，也是夫妻必須自己一一選擇治療法、進行決斷的時代。但是，多花時間、金錢，接受最高水準的醫療，不見得能夠獲得滿意的結果。以體外受精為例，最後能夠擁有孩子的人只佔百分之十幾。

進行不孕治療的人平均年齡為三十三歲，成功者的平均年齡為三十八歲。平均而言必須花費五年的長久歲月進行不孕治療。失敗一次、兩次之後年齡不斷增長，會認為「再這樣持續下去真的能夠懷孕嗎？」「為什麼我一定要遇到這種問題呢？」「沒有孩子的人生，活著也沒有意義……。」出現這些想法使得心靈產生偏差，這也是無可奈何之事。

當這種想法不斷提高時，孕婦可能就會產生一種憎恨的感覺，或是將焦躁情緒向丈夫發洩，甚至討厭自己，過著陰暗的生活。

不孕症的人無法將夫妻的煩惱大方的告訴其他人，也許外表上看起來並不是很痛苦，只有主治醫生才能看到他們內心的憂慮。我經常看到痛苦的夫妻，甚至有人因此而離婚。

發現這些不孕症者，側耳傾聽他們心中的煩惱，給予確實的建議是非常重要的。我現在開立診所為不孕者進行治療，但還是有許多人不知道應該前往哪些醫療機構才好。對於這些人，我會配合狀況為他們介紹適合的醫療機構，或以同性的角度傾聽他們的煩惱，這點也很重要。

容易陷入心病的形態

長年進行不孕治療的人，可以分為毫不在意持續接受治療者，以及情緒越來越低落這兩種形態。與其說是治療不順利，還不如說是輸給本人的性格。持續見面幾次後就可以預測「這個人的精神面有問題」。

容易引出心理煩惱的人，屬於神經質，會將問題事項完全抄錄下來，對我反覆訴說好幾次，覺得很不放心的人。這類型的人在家庭中也以這種態度對待丈夫，令丈夫束手無策，甚至不理她了。

我建議這類型的人儘可能保持開朗的心，有時我實在無法處理，只好建議她去看精神科。

相反的，有些人非常開朗，以坦誠的心態面對這個問題，認為「不行就不行嘛，這也沒辦法」。即使不需要我主動伸出援手，也能自己克服煩惱。

接受體外受精時，第一次、第二次及第三次前都非常積極，抱持希望和期待。但是到了第四、五次時，會逐漸喪失信心。年輕夫妻，可能出現經濟方面無法持續進行治療的現實問題。重複幾次失敗之後，有些人會連續幾個晚上哭泣直到天明。的確，這時是最需要忍耐的時候。

心中經常設定兩種狀況

對於這些人我不會建議她們立刻接受下一次挑戰，要她們先休養一陣子。如果精神陷入窘迫的狀態又再度接受挑戰，因為壓力很大，無法獲得好結果。先好好休息，隔一段時間，等到擁有精神方面的餘地再進行治療比較好。

同時，心中必須擁有「只要努力一定能夠生下嬰兒」的想法，但是還要有另外一種「就算不行，夫妻倆人也可以攜手共度人生」的想法，抱持這兩種想法非常重要。當然，認為絕對沒問題，抱持積極的心情進行治療是很好的，但是，只有這種心情，一旦遭遇挫折時就很難再站起來。

雖然是殘酷的事實，但是經常備妥在無法達成的狀況下能夠脫逃的道路，可以使心情較輕鬆。

前些日子前往我的診所的一位四十三歲女性，二十年來持續接受不孕治療。原本是因為多囊泡性卵巢而造成不孕，長年持續治療之後，丈夫的精子數也減少了。現在妻子已經是高齡者，最大的問題就是無法取得好的卵子。利用採卵無法取得好的卵子，或是即使取得好的卵子也無法受精，或是即使受精卻無法好好著床而導致流產，這種情況已經反覆出現二十次。對身體造成負擔，精神方面當然也非常疲累。

但是，她看起來並不憂鬱，反而讓我覺得非常乾脆。當我這麼說時，她反而對我說：

「我的情緒真的非常低落。不孕症對於想要成為母親的人而言是大敵，我要向這個敵人挑戰。」

她還是不斷努力，隨時抱持著想和丈夫擁有自己孩子的夢想。她說：

「世界上大部分事情只要努力就能達成夢想，但是想要孩子的夢想卻無法達成，為了實現這個夢想，我會不斷的挑戰。一直努力到四十五歲，努力到無法取得卵子為止。」

已經走到這個地步、花費許多金錢，不論誰都不建議她採用這種做法。但是，我想只要她能夠認真面對自己的心情，不管最後出現任何結果，她還是能夠接受。

許多人即使接受體外受精，但還是無法擁有孩子。這些人接受幾年的治療之後就放棄了，不得不選擇一個沒有孩子的人生。另一方面，像這位女性一樣，在可以生殖的人生大半時期都拼命努力製造孩子，我想這也是他們夫妻倆幾經思索後決定的做法。

為了避免事後留下任何悔恨，也許一直持續到自己能夠完全接受這個事實為止也不錯。因為只要想放棄隨時都可以放棄。

不孕治療需要花費多少費用

部分不孕症檢查及治療費用由保險給付，不過原則上大部分是自費的。尤其體外受精或GIFT法、顯微授精等高度醫療費用龐大，各位一定要先了解這一點。因為屬於自由診療，所以因機構不同費用也各有不同。以體外受精為例，在日本必須花費二十萬~八十萬日幣。

付費系統也各有不同。有些機構是按照採卵、胚移植各個階段決定費用，如果取消胚移植就不需要支付費用。有些機構是包括全部費用在內一次付清。有些包含排卵誘發劑的費用在內，有些則必須另外支付。收費方式各有不同，必須事先確認就能安心了。如果能夠事前對患者說明付費標準的機構，才是對患者的親切表現。

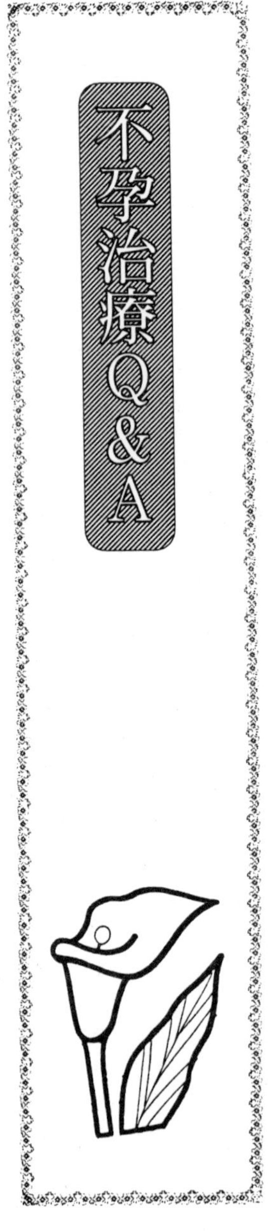

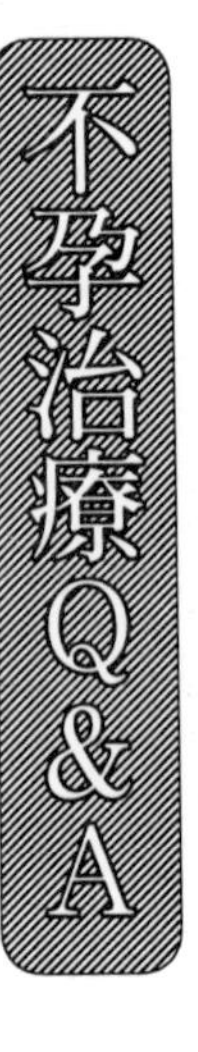

●子宮內膜症無法自然痊癒嗎？

Q 因為不孕症接受檢查，醫生說罹患子宮內膜症，現在使用Suprecur藥物治療。在這段期間內生理停止，沒有向懷孕挑戰的機會，感到非常焦躁。醫生說停止藥物之後疾病可能會復發。子宮內膜症難道不能完全治好嗎？（二十七歲）

A 包括未婚者在內，子宮內膜症在年輕女性之間有增加的傾向，這是造成不孕的一大原因。不過，罹患子宮內膜症不見得就會導致不孕。必須由子宮內膜組織形成的場所決定。但是不孕期間較長的人，三人中有一人罹患子宮內膜症，所以不孕症和子宮內膜症之間的確有密切的關係。

子宮內膜組織一旦飛濺到某處開始增殖，就不可能完全消失。因此，想要完全治好子宮內膜症很困難。如果月經停止就不會反覆出血，所以停止增殖是可能的。

也有人在懷孕、生產將近二年的無月經期間，子宮內膜症幾乎完全消失。

使用 Suprecur 藥物也是同樣的，月經停止四到六個月，使子宮內膜症縮小，但是不會完全消失。停止藥物不久後子宮內膜症可能會復發。

月經停止六個月左右，月經再開始之前還有二個月時間，因此懷孕總計會浪費八個月時間。因此，這個治療以年紀較輕、還有餘裕的人比較能夠進行。

三十五歲以後的人已經沒有什麼時間餘裕，如果輸卵管通暢，可以採用GIFT法（參考一〇六頁）。GIFT法以兩邊輸卵管通暢的人懷孕的機率較高，為百分之五十，只有一邊通暢的人也有百分之四十懷孕機率。

●基礎體溫的高溫相不穩定

Q 測量基礎體溫，但是高溫相不見得持續十四天，會出現不太穩定的鋸齒狀。這是怎麼回事呢？（三十一歲）

A 女性的性週期約二週，卵子會增大，從卵泡飛出時引起排卵，殼會變化為黃體，這時就會分泌黃體素使體溫上升，這段期間內子宮內膜增厚。

黃體素是否確實分泌出來的檢查重點是：

①高溫期與低溫期體溫差在〇・三到〇・五度以上。

②高溫期的期間，儘可能在十日以上（理想為十四日）。

如果只有〇・三度以下的體溫差，期間短於九日時就很難懷孕。

這種情況稱為黃體機能不全，經由血液檢查測定黃體素值進行診斷。

●擔心感染衣原體

Q 以前和男朋友交往時分泌物增加，擔心是否感染衣原體，現在分泌物恢復正常。衣原體能夠自然痊癒嗎？（二十二歲）

A 衣原體的感染，男性是在輕微的尿道炎症狀出現時才察覺，但大多數的人沒有自覺症狀。女性幾乎是無症狀，因此無法察覺。不論男女，都可能罹患潛在性衣原體感染症（參考一八頁）而傳染給性伴侶。

分泌物增加，的確是衣原體的一種症狀，不可否認的，的確有被傳染的可能性，最好前往婦科接受檢查。

平常無症狀，但是，嚴重時輸卵管可能完全阻塞或是引起黏連，而且輸卵管到腹腔內可能發炎，產生劇烈腹痛，必須叫救護車送往醫院。

此外，母親感染衣原體，生產時胎兒會經由產道受到感染，引起肺炎和結膜炎。為了防止這種情形，懷孕時必須進行衣原體檢查。

服用抗生素就能輕易治癒衣原體感染症。因為在不知不覺中感染，有時服用感冒藥等含有抗生素的藥物，不知不覺中就治好衣原體感染。可是原本以為治好了，過了不久經由檢查，發現病原體又出現了，因此一定要確認完全治癒才行。

●精子數為一千萬／ml時無法自然懷孕嗎？

Q 進行精液檢查，丈夫的精子數為一千萬。一千萬應該能夠充分懷孕，但是不能自然懷孕嗎？（二十九歲）

A 根據日本婦產科學會的定義，正常的精子數為四千萬以上／ml。如果只有一千萬的確很難自然懷孕。我們認為如果精子數為二千萬到四千萬左右，可以嘗試AIH（配偶間人工授精），如果不到一千萬的人，一開始就建議使用顯微授精的方式。如果是二千萬，運動率不好，可以使用體外受精的方法。

精子數為一千萬的確能夠懷孕。但即使是一千萬，很有活力的精子只佔其中的百分之幾，就算使用體外受精的方法也很難懷孕。期待自然懷孕就更不可能了。

●採卵時必須施行麻醉，對於卵子不會造成影響嗎？

Q 接受過兩次體外受精，可是沒有懷孕。當時利用全身麻醉的方式採卵，聽說不進行麻醉也可以採卵。不麻醉是否可以採取到比較好的卵子？（三十四歲）

A 卵的製造方式、採卵的方法因醫生的方針不同而異。可以利用注射方式使用排卵誘發劑，一次製造出十～二十個卵子而採卵，當成受精卵凍結保存，分幾次使用。採用這個方法時，因為使用強力的排卵誘發劑，所以必須每隔三～四個月進行一次採卵，可以減輕患者身體的負擔。但是，如果不是能夠進行凍結保存的機構，則無法這麼做。

如果不採用強力排卵誘發劑的注射方式，只服用 Clomid 藥物，則可以採取比較少卵子，每個月不需要麻醉就可以進行採卵。可以在短時間內採卵，具有不容易引起卵巢過剩刺激症候群的優點。

但是，採卵的針很粗，刺穿腹膜時非常痛，對於不麻醉進行採卵的患者，會造成很大的負擔。

到底何者對患者而言比較不會造成負擔，我認為還是先進行麻醉再採卵比較好。關於採得的卵子，不論是否麻醉，品質都相同。

●擔心多胎

Q 二年前朋友接受體外受精，生下四個孩子。看到她懷孕中的痛苦以及產後育兒的辛苦。雖然想要孩子，但是一次擁有四個孩子也會感到困擾。現在我利用HMG進行體外受精，如果會成為多胞胎，是否有好方法可以避免？（三十二歲）

A 三胞胎、四胞胎等多胎妊娠對於母體的負擔很大，而且嬰兒可能成為早產兒，同時可能出現障礙，的確不是可喜的現象。但另一方面，為了提高懷孕機率，不得不將複數的受精卵放入子宮內。

日本不孕學會目前限制放回的受精卵數以三個為限。放回三個時三個都著床的機率很低，大都為一胎，最多為雙胞胎。

如果是三個以上時，最好和主治醫生好好商量。

●不孕治療已經進行到何種地步？

Q 一直想要小孩子，接受不孕治療，但是大概因為年紀大了，無法取得好的卵子進行體外受精，使我一直有絕望感。聽說在國外可以取得他人的卵子，藉由精子銀行的精子而懷孕，完成借腹生子的願望。目前還沒有下定決心前往外國取得卵子，不知道在國內是否允許這種作法？（三十八歲）

A 不孕症治療不僅以醫療技術為主，還必須經常檢討倫理問題以進行新的治療法。關於男性不孕方面，顯微授精發達，因此許多人享受到這個恩惠。不過有些人屬於先天上完全沒有精子。

體外受精規定必須限於夫妻之間進行，不能利用他人的精子進行。能夠得到他人精子進行人工授精的ＡＩＤ（非配偶間人工授精），幾十年前就已經開始進行了，這也是一種矛盾。完全沒有精子的人，也能借助他人的精子進行體外受精。

此外，治療上無法採取好的卵子的人，有沒有其他好方法呢？遺憾的是，現在根本沒有其他好方法。

問題在於是否允許從他人那兒取得卵子。有人認為可以從具有血緣關係的姐妹那兒取得卵子。像這種從沒有利害關係的提供者那裡得到卵子的作法是否行得通呢？

我是一位不孕治療的醫生，我認為應該儘早允許這種借卵子、借精子的體外受精。在雙方的同意下獲得精子或卵子，應該不是違反倫理的行為。

●何謂受精卵基因診斷？

Q 最近在體外受精的受精卵階段就要調查基因，事前知道是否有疾病。到底以何者為對象？採用何種治療？請告知詳情。（三十四歲）

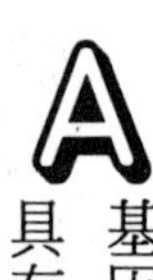基因解析技術進步，目前可以利用標記從染色體中發現遺傳病的原因基因。前往具有基因解析設備的醫院或研究所，在受精卵階段就可以調查大約三十種遺傳病的有無。就技術面而言是可以辦到的。

但是廣泛進行這種基因診斷，事前診斷出各種疾病，這與生命的選擇有關，有些人強烈反對這種做法。所以關於這項技術的應用，還隱藏著倫理上的大問題。

日本不孕學會認為應該對此頒出一道清楚明確的指導方針，目前仍在檢討中。現今的做法是由各機構的倫理委員會考慮。

因此，並非所有遺傳病都適用這種基因診斷。目前稱為伴性劣性遺傳的肌肉營養不良或血友病等，藉由母親的X染色體遺傳，只有男孩會出現的嚴重遺傳病，部分醫療機構允許這種基因診斷。

據我所知，鹿兒島大學醫學部的倫理委員會在附帶條件之下，為了避免遺傳病，允許利用這種方法進行性別判定。其條件包括疾病是屬於杜興型肌肉營養不良症、血友病及脆弱症候群這三種，只有在父母都希望的情況下，基於諮商、說明及同意才可以進行。

方法如下：

接受體外受精後二～三日，受精卵分裂四～八個，取出其中一個細胞判定男女性別。如果是女孩則不必擔心出現疾病，受精卵回到母體。若是男孩時，則進行基因診斷，到底要捨棄受精卵或讓受精卵回到母體，由父母選擇。經由這個檢查，擁有肌肉營養不良或血友病基因的女性，就不會生下遺傳病發病機率較高的男孩了。

在受精卵的基因診斷技術還沒有出現時，擁有這些疾病基因的人，在懷孕四～六個月時，必須經由羊水檢查或胎兒採血，進行胎兒性別或疾病有無的診斷。不想要孩子的話，這時可以進行墮胎手術，但會對母體造成極大的負擔。母親擁有伴性劣性遺傳病時，大都會覺得自己擁有這種基因才讓孩子生病，感到非常後悔。

考慮上述情況，我認為嚴重的遺傳病應該允許基因診斷。

但因為經由染色體、基因診斷就能輕易得知胎兒性別，也許有些人會因此想要早點知道生男孩還是女孩。關於這一點，我想即使將來也不可能被許可。

索引

※粗黑體數字為說明
（以筆劃順序排列）

【作者介紹】

中村春根

1954年　出生於日本山梨縣鹽山市。

1980年　畢業於金澤醫科大學。

1980年　進入東京大學醫學部附屬醫院分院婦產科、並曾在東京都立築地婦產科醫院、甲府共立醫院婦產科、虎門醫院婦產科等處研修，持續鑽研。

1995年　在東京車站前開設不孕症治療等的專門設施八重洲女性診所，擔任院長。

育有一女，先生也是婦產科醫生。

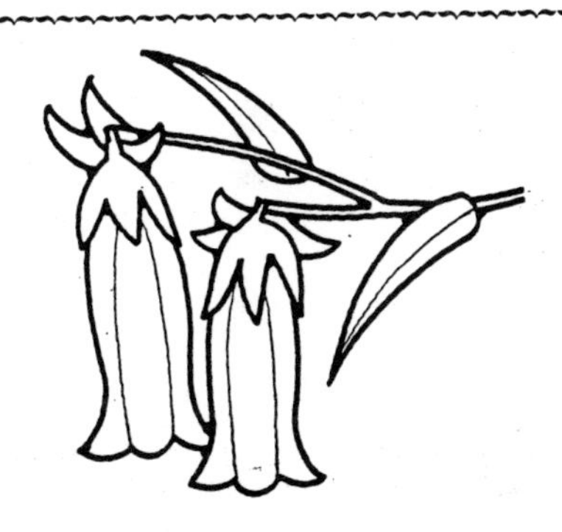

大展出版社有限公司
品冠文化出版社

圖書目錄

地址：台北市北投區(石牌)
致遠一路二段12巷1號
郵撥：0166955～1

電話：(02)28236031
28236033
傳真：(02)28272069

・法律專欄連載・電腦編號58

台大法學院　法律學系／策劃
法律服務社／編著

1. 別讓您的權利睡著了①　200元
2. 別讓您的權利睡著了②　200元

・武術特輯・電腦編號10

1. 陳式太極拳入門	馮志強編著	180元
2. 武式太極拳	郝少如編著	150元
3. 練功十八法入門	蕭京凌編著	120元
4. 教門長拳	蕭京凌編著	150元
5. 跆拳道	蕭京凌編譯	180元
6. 正傳合氣道	程曉鈴譯	200元
7. 圖解雙節棍	陳銘遠著	150元
8. 格鬥空手道	鄭旭旭編著	200元
9. 實用跆拳道	陳國榮編著	200元
10. 武術初學指南	李文英、解守德編著	250元
11. 泰國拳	陳國榮著	180元
12. 中國式摔跤	黃　斌編著	180元
13. 太極劍入門	李德印編著	180元
14. 太極拳運動	運動司編	250元
15. 太極拳譜	清・王宗岳等著	280元
16. 散手初學	冷　峰編著	180元
17. 南拳	朱瑞琪編著	180元
18. 吳式太極劍	王培生著	200元
19. 太極拳健身和技擊	王培生著	250元
20. 秘傳武當八卦掌	狄兆龍著	250元
21. 太極拳論譚	沈　壽著	250元
22. 陳式太極拳技擊法	馬　虹著	250元
23. 二十四式／三十二式太極拳／劍	闞桂香著	180元
24. 楊式秘傳129式太極長拳	張楚全著	280元
25. 楊式太極拳架詳解	林炳堯著	280元

26. 華佗五禽劍　劉時榮著　180 元
27. 太極拳基礎講座：基本功與簡化 24 式　李德印著　250 元
28. 武式太極拳精華　薛乃印著　200 元
29. 陳式太極拳拳理闡微　馬　虹著　350 元
30. 陳式太極拳體用全書　馬　虹著　400 元

・原地太極拳系列・電腦編號 11

1. 原地綜合太極拳 24 式　胡啟賢創編　220 元
2. 原地活步太極拳 42 式　胡啟賢創編　200 元
3. 原地簡化太極拳 24 式　胡啟賢創編　200 元
4. 原地太極拳 12 式　胡啟賢創編　200 元

・道 學 文 化・電腦編號 12

1. 道在養生：道教長壽術　郝　勤等著　250 元
2. 龍虎丹道：道教內丹術　郝　勤著　300 元
3. 天上人間：道教神仙譜系　黃德海著　250 元
4. 步罡踏斗：道教祭禮儀典　張澤洪著　250 元
5. 道醫窺秘：道教醫學康復術　王慶餘等著　250 元
6. 勸善成仙：道教生命倫理　李　剛著　250 元
7. 洞天福地：道教宮觀勝境　沙銘壽著　250 元
8. 青詞碧簫：道教文學藝術　楊光文等著　250 元
9. 　：道教格言精粹　朱耕發等著　250 元

・秘傳占卜系列・電腦編號 14

1. 手相術　淺野八郎著　180 元
2. 人相術　淺野八郎著　180 元
3. 西洋占星術　淺野八郎著　180 元
4. 中國神奇占卜　淺野八郎著　150 元
5. 夢判斷　淺野八郎著　150 元
6. 前世、來世占卜　淺野八郎著　150 元
7. 法國式血型學　淺野八郎著　150 元
8. 靈感、符咒學　淺野八郎著　150 元
9. 紙牌占卜學　淺野八郎著　150 元
10. ESP 超能力占卜　淺野八郎著　150 元
11. 猶太數的秘術　淺野八郎著　150 元
12. 新心理測驗　淺野八郎著　160 元
13. 塔羅牌預言秘法　淺野八郎著　200 元

・趣味心理講座・電腦編號 15

1.	性格測驗① 探索男與女	淺野八郎著	140 元
2.	性格測驗② 透視人心奧秘	淺野八郎著	140 元
3.	性格測驗③ 發現陌生的自己	淺野八郎著	140 元
4.	性格測驗④ 發現你的真面目	淺野八郎著	140 元
5.	性格測驗⑤ 讓你們吃驚	淺野八郎著	140 元
6.	性格測驗⑥ 洞穿心理盲點	淺野八郎著	140 元
7.	性格測驗⑦ 探索對方心理	淺野八郎著	140 元
8.	性格測驗⑧ 由吃認識自己	淺野八郎著	160 元
9.	性格測驗⑨ 戀愛知多少	淺野八郎著	160 元
10.	性格測驗⑩ 由裝扮瞭解人心	淺野八郎著	160 元
11.	性格測驗⑪ 敲開內心玄機	淺野八郎著	140 元
12.	性格測驗⑫ 透視你的未來	淺野八郎著	160 元
13.	血型與你的一生	淺野八郎著	160 元
14.	趣味推理遊戲	淺野八郎著	160 元
15.	行為語言解析	淺野八郎著	160 元

・婦 幼 天 地・電腦編號 16

1.	八萬人減肥成果	黃靜香譯	180 元
2.	三分鐘減肥體操	楊鴻儒譯	150 元
3.	窈窕淑女美髮秘訣	柯素娥譯	130 元
4.	使妳更迷人	成　玉譯	130 元
5.	女性的更年期	官舒妍編譯	160 元
6.	胎內育兒法	李玉瓊編譯	150 元
7.	早產兒袋鼠式護理	唐岱蘭譯	200 元
8.	初次懷孕與生產	婦幼天地編譯組	180 元
9.	初次育兒 12 個月	婦幼天地編譯組	180 元
10.	斷乳食與幼兒食	婦幼天地編譯組	180 元
11.	培養幼兒能力與性向	婦幼天地編譯組	180 元
12.	培養幼兒創造力的玩具與遊戲	婦幼天地編譯組	180 元
13.	幼兒的症狀與疾病	婦幼天地編譯組	180 元
14.	腿部苗條健美法	婦幼天地編譯組	180 元
15.	女性腰痛別忽視	婦幼天地編譯組	150 元
16.	舒展身心體操術	李玉瓊編譯	130 元
17.	三分鐘臉部體操	趙薇妮著	160 元
18.	生動的笑容表情術	趙薇妮著	160 元
19.	心曠神怡減肥法	川津祐介著	130 元
20.	內衣使妳更美麗	陳玄茹譯	130 元
21.	瑜伽美姿美容	黃靜香編著	180 元
22.	高雅女性裝扮學	陳珮玲譯	180 元
23.	蠶糞肌膚美顏法	坂梨秀子著	160 元

24. 認識妳的身體	李玉瓊譯	160 元
25. 產後恢復苗條體態	居理安・芙萊喬著	200 元
26. 正確護髮美容法	山崎伊久江著	180 元
27. 安琪拉美姿養生學	安琪拉蘭斯博瑞著	180 元
28. 女體性醫學剖析	增田豐著	220 元
29. 懷孕與生產剖析	岡部綾子著	180 元
30. 斷奶後的健康育兒	東城百合子著	220 元
31. 引出孩子幹勁的責罵藝術	多湖輝著	170 元
32. 培養孩子獨立的藝術	多湖輝著	170 元
33. 子宮肌瘤與卵巢囊腫	陳秀琳編著	180 元
34. 下半身減肥法	納他夏・史達賓著	180 元
35. 女性自然美容法	吳雅菁編著	180 元
36. 再也不發胖	池園悅太郎著	170 元
37. 生男生女控制術	中垣勝裕著	220 元
38. 使妳的肌膚更亮麗	楊　皓編著	170 元
39. 臉部輪廓變美	芝崎義夫著	180 元
40. 斑點、皺紋自己治療	高須克彌著	180 元
41. 面皰自己治療	伊藤雄康著	180 元
42. 隨心所欲瘦身冥想法	原久子著	180 元
43. 胎兒革命	鈴木丈織著	180 元
44. NS 磁氣平衡法塑造窈窕奇蹟	古屋和江著	180 元
45. 享瘦從腳開始	山田陽子著	180 元
46. 小改變瘦 4 公斤	宮本裕子著	180 元
47. 軟管減肥瘦身	高橋輝男著	180 元
48. 海藻精神秘美容法	劉名揚編著	180 元
49. 肌膚保養與脫毛	鈴木真理著	180 元
50. 10 天減肥 3 公斤	彤雲編輯組	180 元
51. 穿出自己的品味	西村玲子著	280 元
52. 小孩髮型設計	李芳黛譯	250 元

・青 春 天 地・電腦編號 17

1. A 血型與星座	柯素娥編譯	160 元
2. B 血型與星座	柯素娥編譯	160 元
3. 0 血型與星座	柯素娥編譯	160 元
4. AB 血型與星座	柯素娥編譯	120 元
5. 青春期性教室	呂貴嵐編譯	130 元
7. 難解數學破題	宋釗宜編譯	130 元
9. 小論文寫作秘訣	林顯茂編譯	120 元
11. 中學生野外遊戲	熊谷康編著	120 元
12. 恐怖極短篇	柯素娥編譯	130 元
13. 恐怖夜話	小毛驢編譯	130 元
14. 恐怖幽默短篇	小毛驢編譯	120 元
15. 黑色幽默短篇	小毛驢編譯	120 元

16. 靈異怪談	小毛驢編譯	130 元
17. 錯覺遊戲	小毛驢編著	130 元
18. 整人遊戲	小毛驢編著	150 元
19. 有趣的超常識	柯素娥編譯	130 元
20. 哦！原來如此	林慶旺編譯	130 元
21. 趣味競賽 100 種	劉名揚編譯	120 元
22. 數學謎題入門	宋釗宜編譯	150 元
23. 數學謎題解析	宋釗宜編譯	150 元
24. 透視男女心理	林慶旺編譯	120 元
25. 少女情懷的自白	李桂蘭編譯	120 元
26. 由兄弟姊妹看命運	李玉瓊編譯	130 元
27. 趣味的科學魔術	林慶旺編譯	150 元
28. 趣味的心理實驗室	李燕玲編譯	150 元
29. 愛與性心理測驗	小毛驢編譯	130 元
30. 刑案推理解謎	小毛驢編譯	180 元
31. 偵探常識推理	小毛驢編譯	180 元
32. 偵探常識解謎	小毛驢編譯	130 元
33. 偵探推理遊戲	小毛驢編譯	180 元
34. 趣味的超魔術	廖玉山編著	150 元
35. 趣味的珍奇發明	柯素娥編著	150 元
36. 登山用具與技巧	陳瑞菊編著	150 元
37. 性的漫談	蘇燕謀編著	180 元
38. 無的漫談	蘇燕謀編著	180 元
39. 黑色漫談	蘇燕謀編著	180 元
40. 白色漫談	蘇燕謀編著	180 元

・健 康 天 地・電腦編號 18

1. 壓力的預防與治療	柯素娥編譯	130 元
2. 超科學氣的魔力	柯素娥編譯	130 元
3. 尿療法治病的神奇	中尾良一著	130 元
4. 鐵證如山的尿療法奇蹟	廖玉山譯	120 元
5. 一日斷食健康法	葉慈容編譯	150 元
6. 胃部強健法	陳炳崑譯	120 元
7. 癌症早期檢查法	廖松濤譯	160 元
8. 老人痴呆症防止法	柯素娥編譯	130 元
9. 松葉汁健康飲料	陳麗芬編譯	130 元
10. 揉肚臍健康法	永井秋夫著	150 元
11. 過勞死、猝死的預防	卓秀貞編譯	130 元
12. 高血壓治療與飲食	藤山順豐著	180 元
13. 老人看護指南	柯素娥編譯	150 元
14. 美容外科淺談	楊啟宏著	150 元
15. 美容外科新境界	楊啟宏著	150 元
16. 鹽是天然的醫生	西英司郎著	140 元

17. 年輕十歲不是夢	梁瑞麟譯	200 元
18. 茶料理治百病	桑野和民著	180 元
19. 綠茶治病寶典	桑野和民著	150 元
20. 杜仲茶養顏減肥法	西田博著	170 元
21. 蜂膠驚人療效	瀨長良三郎著	180 元
22. 蜂膠治百病	瀨長良三郎著	180 元
23. 醫藥與生活㈠	鄭炳全著	180 元
24. 鈣長生寶典	落合敏著	180 元
25. 大蒜長生寶典	木下繁太郎著	160 元
26. 居家自我健康檢查	石川恭三著	160 元
27. 永恆的健康人生	李秀鈴譯	200 元
28. 大豆卵磷脂長生寶典	劉雪卿譯	150 元
29. 芳香療法	梁艾琳譯	160 元
30. 醋長生寶典	柯素娥譯	180 元
31. 從星座透視健康	席拉・吉蒂斯著	180 元
32. 愉悅自在保健學	野本二士夫著	160 元
33. 裸睡健康法	丸山淳士等著	160 元
34. 糖尿病預防與治療	藤田順豐著	180 元
35. 維他命長生寶典	菅原明子著	180 元
36. 維他命 C 新效果	鐘文訓編	150 元
37. 手、腳病理按摩	堤芳朗著	160 元
38. AIDS 瞭解與預防	彼得塔歇爾著	180 元
39. 甲殼質殼聚糖健康法	沈永嘉譯	160 元
40. 神經痛預防與治療	木下真男著	160 元
41. 室內身體鍛鍊法	陳炳崑編著	160 元
42. 吃出健康藥膳	劉大器編著	180 元
43. 自我指壓術	蘇燕謀編著	160 元
44. 紅蘿蔔汁斷食療法	李玉瓊編著	150 元
45. 洗心術健康秘法	竺翠萍編譯	170 元
46. 枇杷葉健康療法	柯素娥編譯	180 元
47. 抗衰血癒	楊啟宏著	180 元
48. 與癌搏鬥記	逸見政孝著	180 元
49. 冬蟲夏草長生寶典	高橋義博著	170 元
50. 痔瘡・大腸疾病先端療法	宮島伸宜著	180 元
51. 膠布治癒頑固慢性病	加瀨建造著	180 元
52. 芝麻神奇健康法	小林貞作著	170 元
53. 香煙能防止癡呆？	高田明和著	180 元
54. 穀菜食治癌療法	佐藤成志著	180 元
55. 貼藥健康法	松原英多著	180 元
56. 克服癌症調和道呼吸法	帶津良一著	180 元
57. B 型肝炎預防與治療	野村喜重郎著	180 元
58. 青春永駐養生導引術	早島正雄著	180 元
59. 改變呼吸法創造健康	原久子著	180 元
60. 荷爾蒙平衡養生秘訣	出村博著	180 元

61. 水美肌健康法	井戶勝富著	170 元
62. 認識食物掌握健康	廖梅珠編著	170 元
63. 痛風劇痛消除法	鈴木吉彥著	180 元
64. 酸莖菌驚人療效	上田明彥著	180 元
65. 大豆卵磷脂治現代病	神津健一著	200 元
66. 時辰療法—危險時刻凌晨 4 時	呂建強等著	180 元
67. 自然治癒力提升法	帶津良一著	180 元
68. 巧妙的氣保健法	藤平墨子著	180 元
69. 治癒 C 型肝炎	熊田博光著	180 元
70. 肝臟病預防與治療	劉名揚編著	180 元
71. 腰痛平衡療法	荒井政信著	180 元
72. 根治多汗症、狐臭	稻葉益巳著	220 元
73. 40 歲以後的骨質疏鬆症	沈永嘉譯	180 元
74. 認識中藥	松下一成著	180 元
75. 認識氣的科學	佐佐木茂美著	180 元
76. 我戰勝了癌症	安田伸著	180 元
77. 斑點是身心的危險信號	中野進著	180 元
78. 艾波拉病毒大震撼	玉川重德著	180 元
79. 重新還我黑髮	桑名隆一郎著	180 元
80. 身體節律與健康	林博史著	180 元
81. 生薑治萬病	石原結實著	180 元
82. 靈芝治百病	陳瑞東著	180 元
83. 木炭驚人的威力	大槻彰著	200 元
84. 認識活性氧	井土貴司著	180 元
85. 深海鮫治百病	廖玉山編著	180 元
86. 神奇的蜂王乳	井上丹治著	180 元
87. 卡拉 OK 健腦法	東潔著	180 元
88. 卡拉 OK 健康法	福田伴男著	180 元
89. 醫藥與生活(二)	鄭炳全著	200 元
90. 洋蔥治百病	宮尾興平著	180 元
91. 年輕 10 歲快步健康法	石塚忠雄著	180 元
92. 石榴的驚人神效	岡本順子著	180 元
93. 飲料健康法	白鳥早奈英著	180 元
94. 健康棒體操	劉名揚編譯	180 元
95. 催眠健康法	蕭京凌編著	180 元
96. 鬱金（美王）治百病	水野修一著	180 元
97. 醫藥與生活(三)	鄭炳全著	200 元

・實用女性學講座・電腦編號 19

1. 解讀女性內心世界	島田一男著	150 元
2. 塑造成熟的女性	島田一男著	150 元
3. 女性整體裝扮學	黃靜香編著	180 元
4. 女性應對禮儀	黃靜香編著	180 元

5. 女性婚前必修　小野十傳著　200元
6. 徹底瞭解女人　田口二州著　180元
7. 拆穿女性謊言88招　島田一男著　200元
8. 解讀女人心　島田一男著　200元
9. 俘獲女性絕招　志賀貢著　200元
10. 愛情的壓力解套　中村理英子著　200元
11. 妳是人見人愛的女孩　廖松濤編著　200元

・校園系列・電腦編號 20

1. 讀書集中術　多湖輝著　180元
2. 應考的訣竅　多湖輝著　150元
3. 輕鬆讀書贏得聯考　多湖輝著　150元
4. 讀書記憶秘訣　多湖輝著　180元
5. 視力恢復！超速讀術　江錦雲譯　180元
6. 讀書36計　黃柏松編著　180元
7. 驚人的速讀術　鐘文訓編著　170元
8. 學生課業輔導良方　多湖輝著　180元
9. 超速讀超記憶法　廖松濤編著　180元
10. 速算解題技巧　宋釗宜編著　200元
11. 看圖學英文　陳炳崑編著　200元
12. 讓孩子最喜歡數學　沈永嘉譯　180元
13. 催眠記憶術　林碧清譯　180元
14. 催眠速讀術　林碧清譯　180元
15. 數學式思考學習法　劉淑錦譯　200元
16. 考試憑要領　劉孝暉著　180元
17. 事半功倍讀書法　王毅希著　200元
18. 超金榜題名術　陳蒼杰譯　200元
19. 靈活記憶術　林耀慶編著　180元

・實用心理學講座・電腦編號 21

1. 拆穿欺騙伎倆　多湖輝著　140元
2. 創造好構想　多湖輝著　140元
3. 面對面心理術　多湖輝著　160元
4. 偽裝心理術　多湖輝著　140元
5. 透視人性弱點　多湖輝著　140元
6. 自我表現術　多湖輝著　180元
7. 不可思議的人性心理　多湖輝著　180元
8. 催眠術入門　多湖輝著　150元
9. 責罵部屬的藝術　多湖輝著　150元
10. 精神力　多湖輝著　150元
11. 厚黑說服術　多湖輝著　150元